Prof. Dr. med. Kneginja Richter · Sina Horsthemke
Ausgeschlafen *und* mental stark!

Prof. Dr. med. Kneginja Richter

in Zusammenarbeit mit Sina Horsthemke

Ausgeschlafen *und* mental stark!

Wie Psyche und eine gute Nachtruhe zusammen-hängen

99 Fragen beantwortet von einer führenden Schlafexpertin

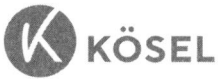

KÖSEL

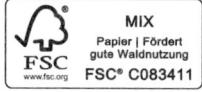
MIX
Papier | Fördert
gute Waldnutzung
FSC
www.fsc.org   FSC® C083411

Penguin Random House Verlagsgruppe FSC® N001967

Copyright © 2024 Kösel-Verlag, München,
in der Penguin Random House Verlagsgruppe GmbH,
Neumarkter Str. 28, 81673 München
Umschlaggestaltung: zero-media.net, München
Umschlag- und Innenteilillustration: FinePic®, München
Umschlagfoto: FilmeMiller; CuraMed Tagesklinik Nürnberg GmbH
Redaktion: Vera Baschlakow
Satz: Satzwerk Huber, Germering
Druck und Bindung: CPI books GmbH, Leck
Printed in Germany
ISBN 978-3-466-34824-4

www.koesel.de

Inhalt

1. Teil: Der Schlaf und die Psyche

2. Teil: Was gesunden Schlaf fördert – und was nicht

3. Teil: Schlaf und Krankheiten

4. Teil: Schlafhelfer – wirksam oder nicht?

Das Buch widme ich meiner Mutter,
die mich die Liebe zur Literatur gelehrt hat,
meinem Vater, von dem ich gelernt habe,
dass Menschenliebe für den ärztlichen Beruf
unabdingbar ist, und meiner Familie für
die grenzenlose Unterstützung, Liebe und
ihr Vertrauen.

Prof. Dr. Kneginja Richter

Vorwort

Liebe Leserin, lieber Leser,
in diesem Buch finden alle Hilfe, die besser schlafen möchten,
aber nicht mehr wissen, wie das gehen soll. Denn so viel kann
ich schon versprechen: Gegen Schlafstörungen lässt sich etwas
tun. Immer.

Mein Name ist Kneginja Richter. Schlafmedizin und psychische
Gesundheit sind mein Beruf und meine Leidenschaft. Ich liebe
es, Menschen dabei zu helfen, die Ursache ihrer Schlafprobleme
herauszufinden und wieder glücklich zu werden. Als Chefärztin
und Fachärztin für Psychiatrie, Psychotherapie und Schlafmedizin
behandle ich seit mehr als 20 Jahren sehr erfolgreich Menschen
mit Schlafstörungen und psychischen Erkrankungen. Aktuell leite
ich die CuraMed Tagesklinik Nürnberg GmbH, eine Klinik für
Psychiatrie, Psychotherapie, Psychosomatik und Schlafmedizin.
Wissenschaft beflügelt meine Gedanken und weckt meine Krea-
tivität – ich bin sehr dankbar, dass ich diese Berufung als For-
schungsprofessorin an der Technischen Hochschule Nürnberg
umsetzen darf. Dort unterrichte ich Medizin für Studierende der
sozialen Arbeit und leite die Kompetenzgruppe Schlaf am Institut
für E-Beratung. Zuvor habe ich mit meinem Team am Klinikum
Nürnberg in der Universitätsklinik für Psychiatrie und Psychotherapie der Paracelsus Medizinischen Privatuniversität die psy-

chiatrische Schlafambulanz und das Labor für Neurostimulation aufgebaut und geleitet.

Ich selbst bin zum Glück eine gute Schläferin und schlafe leidenschaftlich gern. Ich freue mich richtig aufs Schlafen und mag daran vor allem dieses Loslassen: Wer schläft, ist in einer anderen Welt. Auch Träume faszinieren mich, weil sie die Wissenschaft noch immer vor Rätsel stellen. Wie schafft es das Gehirn nur, aus Erinnerungen und Emotionen eine Art Film zusammenzuschneiden? Und wer ist der Regisseur?

Gerade weil ich selbst gut schlafe, ist es mir umso mehr ein Anliegen, auch Ihnen dazu zu verhelfen. Ich gehöre übrigens zu den Eulen (darüber im Kapitel 11 mehr) und habe schon zu Studienzeiten gern nachts gelernt. Bis heute schreibe ich meine wissenschaftlichen Publikationen am liebsten abends. Auch dieses Buch ist zu großen Teilen spät am Abend entstanden, als Sie vielleicht wach lagen und sich schlaflos im Bett hin und her wälzten.

Gehören Sie zu den 20 Prozent der Erwachsenen, die regelmäßig oder in einer schwierigen Phase ihres Lebens unter Schlafstörungen leiden? Dann geht es Ihnen wahrscheinlich nicht gut damit, und Sie wünschen sich dringend, diesem Problem auf den Grund zu gehen und Abhilfe zu schaffen. Weil Sie sich tagsüber erschöpft fühlen nach all den schlaflosen Nächten. Weil Sie Angst haben, dass man Ihnen die Probleme ansieht, wenn Sie mal wieder mit Augenringen zur Arbeit kommen. Weil Sie vor lauter Müdigkeit kaum noch Ihre Freunde treffen.

Die Zeit zwischen drei und vier Uhr morgens heißt übrigens Wolfsstunde. Ist das eine Uhrzeit, zu der Sie oft wach liegen? Seien Sie versichert: Sie sind kein Einzelfall. Und wir können bestimmt auch für Sie eine Lösung finden. Vielleicht ahnen Sie es schon: Häufig kommen Schlafstörungen nicht allein. Sie treten oft in Begleitung psychischer Belastungen und Probleme in unserem Leben auf, oft sogar zusammen mit so heftigen wie Stress, Burn-out, Depressionen oder Angststörungen. Doch nun haben Sie dieses Buch in der Hand. Und damit die Gelegenheit, nicht nur die Schlafstörung loszuwerden, sondern gleichzeitig Ihre psychische Gesundheit zu verbessern.

Wir werden dem Schlaf in den folgenden Kapiteln viele Fragen stellen und ihm seine Geheimnisse entlocken. In den Antworten finden Sie zahlreiche wertvolle Tipps, um Ihren eigenen Schlafproblemen auf den Grund zu gehen und wieder entspannte Nächte zu verbringen. Betrachten Sie dieses Buch wie einen Notfallkoffer voller Werkzeuge, mit denen sich Schlaf und Psyche reparieren lassen. In jeder Krise Ihres Lebens können Sie den Koffer wieder öffnen und die wertvollen Hilfestellungen darin herausholen. Das vorliegende Buch kann Ihnen helfen, besser zu schlafen, psychisch stabil zu bleiben und zufriedener zu leben.

Jetzt wünsche ich Ihnen viel Vergnügen beim Lesen – und danach hoffentlich geruhsame Nächte!

Einleitung

Schlaf und Psyche gehören zusammen. Wie Schwarz und Weiß, Plus und Minus, Yin und Yang bilden sie eine Einheit. Denn ist der Schlaf unruhig, macht das die Psyche instabil. Ist die Psyche aufgewühlt, stört das den Schlaf. Umgekehrt ist guter Schlaf nur möglich, wenn die Psyche zufrieden ist. Und erholsamer Schlaf wiederum stabilisiert die Psyche. Sie sehen schon: Die beiden gibt es nur im Doppelpack. Aus diesem Grund habe ich mich sowohl mit dem Schlaf als auch der Psyche sehr intensiv auseinandergesetzt und die Wechselwirkungen zwischen ihnen eingehend erforscht. Als Psychiaterin und Schlafmedizinerin begegne ich täglich Menschen, die den Kampf zwischen ihrer Psyche und ihrem Schlaf nicht mehr aushalten. Einen Kampf, in dem es leider keine Gewinner gibt – der Mensch verliert, weil seine Gesundheit leidet. Wie bei der Frau, die einmal in meine Sprechstunde kam.

Sie war im mittleren Alter, sympathisch, freundlich und gepflegt. Bisher hatte sie ihr Leben voller positiver Energie gut gemeistert. Sie hatte einen Ehemann, zwei Kinder, ein Haus – nach außen wirkte alles perfekt. Doch seit einigen Monaten litt die Frau unter schweren Schlafstörungen. Sie tat nachts kein Auge mehr zu und fühlte sich tagsüber kraftlos und erschöpft.

Bei unserer ersten Begegnung erzählte sie mir, dass sie nie eine richtig gute Schläferin gewesen war, aber dass es zu ihren Schlafstörungen erst kam, als ihr Mann sie überraschend verlassen hatte. Er sagte ihr, er hätte sich in eine andere Frau verliebt und wolle sich trennen. Sie hätten sich als Paar entfremdet. Für meine Patientin brach eine Welt zusammen. Sie fühlte sich verlassen und sah keine Perspektive mehr. Was ihren ohnehin schon unruhigen Schlaf betraf, begann mit der Trennung ein Teufelskreis. Die Frau schlief noch schlechter, grübelte im Bett stundenlang und kämpfte in der Nacht sogar mit Suizidgedanken. Tagsüber litt sie unter schmerzhaften Rückenverspannungen und zunehmender Erschöpfung. Weil sie es musste, schleppte sie sich jeden Tag zur Arbeit, doch dort begann sie aufgrund der Müdigkeit Fehler zu machen. Sie kam zu spät, war leicht reizbar und vergaß Termine. Ihr Chef sprach sie auf die Fehler an, und sie machte Überstunden, um diese auszubügeln, ließ dafür ihre Kinder warten.

Die Angst, vor lauter Müdigkeit nicht mehr arbeitsfähig zu sein oder ihre Kinder nicht mehr versorgen zu können, machte ihre Nächte noch schlimmer. Nach Monaten der Schlaflosigkeit schleppte sich die Frau mit letzter Kraft durch den Tag. Doch ihre Fassade erhielt sie lange aufrecht. Bis der Chef sie erneut ansprach und sie förmlich zusammenbrach. So kam sie zu mir.

Die Geschichte dieser Frau ist nur ein Beispiel von vielen. 2022 gaben 43 Prozent der Menschen in einer deutschlandweiten Umfrage an, in den vergangenen zwölf Monaten unter Schlafproblemen gelitten zu haben. Sie konnten schlecht ein- oder nicht durchschlafen, manche lagen nächtelang wach. 20 Prozent der

18- bis 31-Jährigen haben laut Robert Koch-Institut Ein- oder Durchschlafschwierigkeiten. Sogar 22 Prozent der 11- bis 17-jährigen Jugendlichen berichten von Schlafschwierigkeiten. Mit dem Älterwerden verschlechtert sich der Schlaf eher noch: Während etwa 20 Prozent der Menschen in ihren Dreißigern schlecht schlafen, sind es im mittleren Lebensalter zwischen 40 und 49 Jahren schon 25 Prozent. Ab 50 Jahren schläft statistisch jeder Dritte schlecht.

Das Max-Planck-Institut für Psychiatrie berichtet, dass die meisten nur von Zeit zu Zeit schlecht schlafen – und zwar immer dann, wenn das Leben schwierig ist.[1] Wenn es Probleme in der Familie gibt oder Stress bei der Arbeit, wenn eine nahestehende Person gestorben oder jemand arbeitslos geworden ist. Auch die Trennung vom Partner, wie sie meine Patientin erlebt hat, kann der Auslöser für Schlafstörungen sein.

Was viele nicht wissen: Psychische Belastungen und Schlafstörungen beeinflussen sich gegenseitig. Einerseits können Lebenskrisen, Stress und psychische Erkrankungen die Ursachen für Schlafstörungen sein. Andererseits kann es passieren, dass schlechter Schlaf psychische Probleme auslöst oder verstärkt. Natürlich gibt es medizinische Ursachen für Schlafstörungen. Schnarchen zum Beispiel oder bestimmte Medikamente und deren Nebenwirkungen. Sind jedoch psychische Faktoren wie Stress oder Depressionen der Grund für schlechten Schlaf, ist das ein psychosomatischer Fall.

Was ist Psychosomatik?

Das erklärt die Übersetzung der zwei Begriffe, die in diesem Wort stecken: »Psyche« ist das griechische Wort für »Seele«. »Soma« ist altgriechisch und bedeutet »Körper« oder »Leib«. Die Lehre der Psychosomatik beschäftigt sich als Teilgebiet der

Medizin damit, wie körperliche Störungen die Seele beeinflussen – und umgekehrt. Denn heute ist klar, was früher eher belächelt wurde: dass Körper und Seele nicht trennbar sind. Dass körperliche Beschwerden die seelische Verfassung beeinträchtigen und die Psyche die physische Gesundheit beeinflusst. So sehr, dass sie sogar manches Krankheitsbild hervorrufen kann. Stress, Ängste oder Traumata haben körperliche Folgen, die sich mit medizinischen Ursachen nicht erklären lassen. Sie können Rückenschmerzen, Kopfweh, Tinnitus, Verdauungsbeschwerden und Herzprobleme verursachen. Oder eben Schlafstörungen.

Die Erkenntnis, dass Körper und Seele einander beeinflussen, verdanken wir unter anderem einem Kollegen von mir: dem US-amerikanischen Psychiater und Internisten George Engel, der 1977 das sogenannte biopsychosoziale Modell von Krankheit und Gesundheit entwickelte. Es ergänzte das bis dahin vorherrschende biomedizinische Modell und vertrat die Idee, dass nicht nur biologische Prozesse über Krankheit und Gesundheit entscheiden, sondern psychologische und soziale Faktoren ebenfalls eine Rolle spielen. Zu den biologischen zählen etwa die Gene oder das Immunsystem. Zu den psychologischen Faktoren, die unsere Gesundheit beeinflussen, gehören die Lebensgeschichte und zum Beispiel die Fähigkeit zur Stressbewältigung sowie psychische Erkrankungen. Soziale Faktoren wiederum können Umwelteinflüsse, die Bildung, das soziale Umfeld und der sozioökonomische Status sein.

Alle Faktoren zusammen bestimmen, wie gut es um unsere Gesundheit bestellt ist. Entsprechend sollten alle drei Bereiche bei einer Diagnose und der Behandlung von Krankheiten berücksichtigt werden, indem man sich beispielsweise fragt: Könnte Stress der Grund für die Bauchschmerzen sein? Tragen neben Medikamenten möglicherweise Entspannungstechniken zum Gesundwerden bei? Ist die Person zu Hause gut versorgt?

Das biopsychosoziale Modell ermöglicht ein ganzheitliches Verständnis von Krankheit und Gesundheit und hat auch den Blick auf Schlafstörungen verändert.

Mit dem Wissen, dass alles miteinander zusammenhängt, wurde klar: Die psychische Verfassung beeinflusst den Schlaf maßgeblich. Oder können Sie gut schlafen, wenn Sie gerade Sorgen quälen? Eben. Umgekehrt hat die Schlafqualität massive Auswirkungen auf die Psyche: Wer ist nach mehreren schlechten Nächten hintereinander nicht mies gelaunt?

Schlafstörungen haben in vielen Fällen keine biologische, sondern eine psychische Ursache. Die sogenannte Insomnie beispielsweise – »somnus« ist das lateinische Wort für Schlaf – ist oft psychosomatisch bedingt. Gleichzeitig handelt es sich um die am häufigsten diagnostizierte Schlafstörung: Fast sechs Prozent der Bevölkerung leiden darunter, Frauen doppelt so häufig wie Männer.[2] Ursächlich sind oft Sorgen, Stress, Angst und Depressionen. Vier Prozent der Erwachsenen haben eine sogenannte Parasomnie, eine Schlafstörung, die mit Schlafwandeln oder Albträumen zusammenhängt. In stressigen Zeiten werden die Symptome schlimmer. Genauso wie beim Bruxismus, dem nächtlichen Zähneknirschen, durch das Betroffene unbewusst Spannungen und Stress abbauen. Die Gesellschaft für Zahngesundheit, Funktion und Ästhetik (GFZA) schätzt, dass jeder Dritte mit den Zähnen knirscht, Frauen häufiger als Männer.[3] Wie es unserer Seele geht, beeinflusst also maßgeblich unsere Schlafqualität. Oder andersherum: Je besser unsere psychische Verfassung ist, desto entspannter schlafen wir.

Sind wir gestresst oder haben Albträume und schlafen deshalb schlecht, ist die Schlafstörung die Folge eines psychischen Problems. Sie kann aber auch das Symptom einer psychischen Erkrankung sein: Depressionen, Angsterkrankungen, Psychosen oder Persönlichkeitsstörungen gehen fast immer mit Schlafstörungen einher. Ganze 80 Prozent aller psychischen Erkrankungen hängen mit Schlafstörungen zusammen.

Dass hier ein Zusammenhang besteht, ist wichtig zu wissen, macht es meist aber nicht einfacher, den Ursachen wirklich auf den Grund zu gehen. Denn auf den ersten Blick ist oft nicht klar, was zuerst da war: die Schlafstörung oder das psychische Problem. Die Gründe für eine gestörte Nachtruhe sind nicht immer leicht zu finden. Vielleicht haben auch Sie sich schon gefragt, was da Henne und Ei bei Ihren Schlafproblemen ist. Zusätzlich erschwert wird diese Ursachensuche dadurch, dass oft nicht klar ist, ob es sich nun tatsächlich um eine Henne oder doch eher um eine Ente handelt. Will sagen: Oft stellt sich heraus, dass die Gründe für den schlechten Schlaf gar nicht dort liegen, wo man sie zuerst vermutet hätte, sondern ganz woanders. Ich kann Ihnen aber versprechen: Sie finden sich immer. Man muss nur manchmal etwas intensiver danach suchen. So war es auch bei meiner eingangs erwähnten Patientin – und so wird es bestimmt auch bei Ihnen sein.

In den vergangenen Jahren, das sehe ich in meiner Sprechstunde, hat sich unser Schlaf verändert. Viel mehr als früher versuchen wir heute, unsere Probleme im Bett zu lösen – durch stundenlanges Grübeln, weil wir tagsüber keine Zeit mehr dafür finden. Der stressige Alltag verursacht Unruhe in der Nacht, und für den Schlaf ist das Gift. Vielleicht geht es Ihnen ähnlich, und damit sind Sie nicht allein. Wissenschaftliche Daten bestätigen: Seit 2010 sind die Schlafstörungen bei Berufstätigen laut DAK-Gesundheitsreport um 66 Prozent angestiegen. 80 Prozent der für die Studie befragten Arbeitnehmerinnen und Arbeitnehmer gaben an, schlecht zu schlafen – das sind insgesamt rund 34 Millionen Menschen in Deutschland. Die Anzahl der diagnostizierten Insomnien ist zwischen 2010 und 2017 um 60 Prozent angestiegen, der Schlafmittelkonsum hat sich sogar verdoppelt.[4]

Dann kam die Corona-Pandemie und hat die Probleme noch verschlimmert. Statistisch verbrachten wir im Lockdown zwar 50 Minuten mehr pro Nacht im Bett, wie eine Schweizer Schlafforscherin von der Universität Basel herausfand, schliefen aber nicht besser:[5] Geldsorgen, die Angst vor der unbekannten Erkrankung und die zusätzliche Belastung durch die Kinderbetreuung daheim bescherten den Menschen einen im besten Falle unruhigen Schlaf. Zudem brachte das Arbeiten im Homeoffice bei vielen den Tag-Nacht-Rhythmus durcheinander und führte zu Bewegungsmangel, der das Einschlafen zusätzlich erschwert.[6]

Sie sehen schon: Es ist in den vergangenen Jahren nicht einfacher geworden, gut zu schlafen und erholt aufzuwachen. Vielleicht rühren ja auch Ihre Schlafprobleme aus dieser Zeit und haben sich seither nicht mehr gelegt. Doch ich versichere Ihnen: Jede Schlafstörung kann beseitigt werden, und gutes Schlafen lässt sich wieder lernen. In diesem Buch finden Sie alle wichtigen Werkzeuge dafür:

Im ersten von vier Teilen lernen Sie den Schlaf erst einmal kennen. Sie erfahren, warum Menschen überhaupt schlafen müssen, wie Schlaf unsere Resilienz beeinflusst, was in den verschiedenen Schlafphasen im Gehirn passiert und wie sich der Schlaf im Laufe des Lebens verändert. Inwiefern der Schlaf die Psyche beeinflusst, ist dabei ebenso wichtig wie die Frage, wie sich psychosomatische Krankheiten auf den Schlaf auswirken. Sie werden sehen: Das Schlafproblem ist oft nur die Spitze des Eisbergs, der sich im Laufe der Jahre aus verschiedenen psychischen und körperlichen Beschwerden aufgebaut hat.

Im zweiten Teil dieses Buchs geht es darum, wie äußere Einflüsse den Schlaf stören. Ein quengelndes Kind zum Beispiel, ein schnarchender Partner oder eine schlechte Nachricht. Sie lernen außerdem, wie Sie mit der idealen Schlafumgebung beste Voraussetzungen schaffen, um erholt und optimistisch aufzuwachen und gut gelaunt in den Tag zu starten. Es wird um das Licht in Ihrem Schlafzimmer gehen, um Träume, um Medienkonsum am Abend und um gesellschaftliche Entwicklungen, die uns den Schlaf rauben. Außerdem erfahren Sie, warum Sie das Ticken Ihrer inneren Uhr nicht ignorieren sollten.

Im dritten Teil geht es weiter in die Tiefe. Sie lesen, welche Krankheiten und Medikamente den Schlaf stören können. Wie sich umgekehrt die Schlafqualität auf die psychische und physische Gesundheit auswirkt. Und wann eine echte Schlafstörung besteht.

Schon in diesen ersten drei Teilen gewinnen Sie auch einen Einblick, was sich unter der Wasseroberfläche verbirgt und wie Sie entsprechend auf »Ihren Eisberg« einwirken können. Sie können dann besser einschätzen, welche Faktoren sich positiv und welche sich negativ auf Ihren individuellen Schlaf auswirken, und entsprechende Maßnahmen ergreifen. Im vierten und letzten Teil geht es deshalb abschließend um Schlafhelfer, die uns zu einer besseren Nachtruhe verhelfen sollen. Was bringen pflanzliche Schlafmittel, Gewichtsdecken und Düfte wirklich? So viel kann ich schon verraten: Nicht alle Produkte aus der Werbung sind in der Nacht wirklich nützlich – manche aber schon. Ob diese dann auch bei Ihrem ganz persönlichen Schlafproblem helfen, werden wir gemeinsam herausfinden.

In diesem Buch werde ich auch immer wieder »Detektivfälle« aus meiner Sprechstunde beschreiben. Geschichten von Patientinnen oder Patienten, die ich aufgrund ihrer Schlafstörungen kennenlernen durfte und bei denen sich schließlich »verdeckte« Ursachen aus ihrer Biografie als krankmachend herausstellten. So krankmachend, dass sie die aktuelle Lebensqualität und damit den Schlaf stark beeinträchtigten.

So war es auch bei meiner anfangs beschriebenen Patientin, deren Ehemann sich von ihr getrennt hatte. Die Trennung hatte ihre Schlafstörung extrem verschlimmert, die einzige Ursache dafür war diese Lebenskrise aber nicht. Anfangs war sie sehr skeptisch, weil sie nicht sicher war, dass ich wirklich verstand, wie schlecht es ihr ging. Schlafmittel und Psychopharmaka lehnte sie ab, weil sie Angst vor den Nebenwirkungen hatte und fürchtete, durch die Mittel fremdgesteuert oder süchtig zu werden.
Ihr Leidensdruck war groß, und entsprechend hoffte sie dringend auf eine schnelle Lösung. Doch so einfach ist es leider meist nicht. Eine Schlafstörung ist kein gebrochenes Bein, bei dem Ursache und Behandlung klar auf der Hand liegen. Ich erklärte ihr, dass wir zuerst ihre Seele analysieren müssten, um ihr dann Werkzeuge an die Hand zu geben, mit denen sie ihre psychische Gesundheit würde reparieren können. Ihr Werkzeugkoffer war ja quasi leer.
Die Frau ließ sich auf meinen Vorschlag ein und konnte sich langsam, aber stetig, stabilisieren.

Meine Patientin hatte eine Fassade, wie sie viele Menschen haben. Dahinter verbergen sie ihre Gefühle und lassen sich nicht anmerken, dass sie überhaupt Emotionen haben. Das ist in anderen Kulturen anders. In meiner Heimat Nordmazedonien hüten wir weniger Geheimnisse. Wir reden über alles, heulen voreinander und schämen uns nicht für unsere Gefühle. Entsprechend müssen wir nicht noch zusätzlichen psychischen Aufwand betreiben, wenn es uns schlecht geht. In Deutschland gilt es vor allem bei den Älteren häufig immer noch als Schwäche, Emotionen zu zeigen und darüber zu sprechen. Das ist aber sehr anstrengend. Vielleicht tun auch Sie sich nicht leicht damit, Ihren wahren Gefühlen Raum zu geben. Das kann es Ihnen erschweren, zum Kern Ihres Schlafproblems vorzudringen. Wenn Sie den Eindruck haben, in Ihrem Umfeld nicht darüber sprechen zu können, suchen Sie sich professionellen Beistand. Therapeutische Hilfe in Anspruch zu nehmen und sich einem erfahrenen Zuhörenden anzuvertrauen, ist keine Schande und kann Sie sehr weiterbringen.

Auch meine Patientin machte durch ihren mutigen Schritt deutliche Fortschritte. In unseren Gesprächen stellte sich heraus, dass sie schon lange Dinge aus ihrer Vergangenheit gequält hatten, was ihr zuvor aber nicht bewusst gewesen war. Wir sahen uns alle Bereiche ihres Lebens nach dem biopsychosozialen Modell an. Alle drei, der biologische, der psychologische und der soziale, standen bei meiner Patientin auf wackeligen Beinen. Deshalb ergriffen wir auch in jedem Bereich Maßnahmen, um sie zu stärken und so ihre Schlafprobleme in den Griff zu bekommen. Gleichzeitig entdeckte sie ihre Energiequellen und Ressourcen. Ihr Schlaf verbesserte sich rasch, weil sie lernte, das Gedankenkarussell beim Einschlafen zu stoppen, und was sie darüber hinaus tun konnte, wenn sie nachts wach wird.

Es ist gut, dass die Frau wieder schlafen kann, aber ich sage es Ihnen ganz ehrlich: So weit hätte es nicht kommen müssen. Viele Schlafstörungen lassen sich ohne Therapie in den Griff bekommen – man muss nur wissen, wie das geht. Und sich sozusagen seinen Werkzeugkoffer selbst befüllen. Wenn Sie nur ein paar Tipps beherzigen und sich mit etwas Disziplin an einige Regeln halten, können Sie selbst sehr viel tun, um Ihren Schlaf deutlich zu verbessern. Manche Ratschläge, die Sie auf den folgenden Seiten finden, mögen Ihnen zu einfach erscheinen, vielleicht nicht wirksam genug. Doch glauben Sie mir: Sie helfen! Da wäre zum Beispiel die Regel, sich zwei Stunden vor dem Schlafengehen nicht mit Verpflichtungen zu beschäftigen, um runterzukommen. Das ist leichter gesagt als getan, doch Sie schlafen wirklich besser, wenn Sie abends einfach alles stehen und liegen lassen. Sie dürfen sich das erlauben. Es lohnt sich auch, die Schlafumgebung kritisch zu überprüfen: Ist es vielleicht zu laut, zu hell oder zu warm im Schlafzimmer? Ein Tipp, der paradox erscheint, ist das Verkürzen der Schlafzeit. Doch ich wette, meiner Patientin hätte es schon vor längerer Zeit sehr geholfen, eine halbe Stunde später als sonst ins Bett zu gehen und eine halbe Stunde früher aufzustehen. Das erhöht den sogenannten Schlafdruck, zu dem Sie später noch mehr lesen werden. Rituale und Entspannungsübungen wie der »Body Scan« sind ebenfalls sehr wirksam. Warum, erfahren Sie weiter hinten. Und dann wäre noch die Sache mit dem nächtlichen Grübeln. Glauben Sie mir: Meine Patientin hätte keine Therapie gebraucht, um die Gedankenspirale zu stoppen – sie hätte nur dieses Buch rechtzeitig lesen müssen! Gut, dass Sie es jetzt in den Händen halten.

Ich sehe mich sozusagen als Friedensbotschafterin zwischen Schlaf und Psyche. Weil ich weiß, dass Glück und Wohlbefinden nur existieren können, wenn sich Schlaf und Psyche im Einklang befinden. Wären Sie eine gute Schläferin oder ein guter Schläfer, hätten Sie dieses Buch vermutlich nicht aufgeschlagen. Egal, ob Sie schlecht ein- und/oder selten durchschlafen, sich nachts umherwälzen, morgens erschöpft aufwachen und sich mit Augenringen durch den Tag schleppen oder alles zusammen – kurz, wenn Sie das Schlafen verlernt haben und das gern ändern möchten: Auf den folgenden Seiten gebe ich Ihnen alle Informationen mit, damit Sie gleich der Frau aus meinem Beispiel die Ursache Ihrer Schlafstörungen auf allen Ebenen erforschen und bei den anfälligen Punkten Abhilfe schaffen können. Vermutlich haben Sie gerade viele Fragen an den Schlaf. Die Antworten finden Sie hier. Sie können dabei übrigens nach Belieben zu Kapiteln springen, die Sie besonders interessieren. Allerdings bauen die Kapitel aufeinander auf, sodass es durchaus sinnvoll ist, wenn Sie das Buch einmal durchlesen.

1. Teil:
Der Schlaf und die Psyche

Auf den folgenden Seiten lernen Sie den Schlaf zuerst einmal kennen. Sie erfahren, warum Menschen überhaupt schlafen müssen, wie Schlaf unsere psychische Widerstandskraft beeinflusst, was in den verschiedenen Schlafphasen im Gehirn passiert und wie sich der Schlaf im Laufe unseres Lebens verändert. Inwiefern der Schlaf die Psyche beeinflusst, ist dabei ebenso wichtig wie die Frage, wie sich Emotionen oder psychosomatische Erkrankungen auf den Schlaf auswirken. Sie werden sehen: Das Schlafproblem ist oft nur die Spitze des Eisbergs, der sich im Laufe der Jahre aus verschiedenen psychischen und körperlichen Beschwerden aufgebaut hat.

1. Warum ist Schlaf überhaupt so wichtig?

Auch wenn es sich ein bisschen so anfühlt, weil wir nichts mitbekommen und unser Kopf »abgeschaltet« scheint: Bewusstlos sind wir nicht, wenn wir schlafen. Ist jemand bewusstlos, stimmt etwas mit seiner Gesundheit nicht. Schlaf hingegen ist für die Gesundheit unerlässlich. Messen wir per Elektroenzephalografie (EEG) die Hirnströme einer schlafenden Person, dann sehen die Kurven anders aus als die einer bewusstlosen Person. Schlafen und bewusstlos sein ist also keinesfalls das Gleiche.

Dennoch sind wir hilflos, wenn wir schlafen. Unsere Augen sind geschlossen, sodass wir nichts sehen, und Gerüche nehmen wir kaum wahr. Je jünger wir sind, desto stärker hat uns der Schlaf im Griff: Kinder und Jugendliche schlafen tiefer als Erwachsene und sind nicht so leicht aufweckbar.

Aber: Wir müssen alle schlafen, damit sich unser Gehirn erholen kann. Nur im Tiefschlaf kann es das Gedächtnis sortieren und Gelerntes verinnerlichen. Es verarbeitet nachts die Sinneseindrücke des Tages: Gehörtes, Gesehenes, Erlebtes und auch die Emotionen, um die psychische Gesundheit zu erhalten. Man muss sich das vorstellen wie in einem Recyclinghof: Zuerst kommt alles, was dort aufläuft, in einen großen Container. Im Schlaf wird dann sortiert: Was ist später noch nützlich, was können wir getrost vergessen? Was wollten wir uns merken, was wäre wichtig für morgen? Und was gehört ins Langzeitgedächtnis? Dieses Aussortieren funktioniert nur im Schlaf.

Auch der Rest des Körpers profitiert, wenn wir schlafen. Für das Herz zum Beispiel ist regelmäßiger Schlaf wichtig. Es leistet den ganzen Tag Schwerstarbeit, pumpt fünf Liter Blut pro Minute, bei Anstrengung auch mal 20 Liter durch den Körper. Pausen sind nicht drin, denn sie würden den Tod bedeuten. Im Schlaf jedoch muss sich das Herz endlich weniger anstrengen. Es schlägt nur noch 60- bis 80-mal pro Minute, und der Blutdruck fällt auf das niedrigste Level des Tages. Schlaf entlastet das Herz-Kreislauf-System. Zudem erlaubt er dem Darm, eine Pause einzulegen, fördert die Regeneration der Haut und stärkt nachweislich das Immunsystem.

Klingt alles schön und gut, doch eigentlich ist es viel drastischer: Schlaf ermöglicht nicht nur die Erholung aller Systeme, sondern er ist lebensnotwendig. Aus Tierversuchen mit Ratten wissen wir, dass Schlafentzug tödlich ist. Ohne Schlaf stirbt auch der Mensch. Schlafentzug gilt als Foltermethode, um klares Denken bei den Opfern unmöglich zu machen und sie psychisch zu brechen. Wir können in Hungerstreik gehen, aber nicht in Schlafstreik – niemand kann sich selbst endlos lange wach halten. Oder wie lange waren Sie als längstes am Stück wach?

Manch einer schaffte es erstaunlich lange: Robert McDonald etwa hielt es 1986 angeblich 18 Tage, 21 Stunden und 40 Minuten lang ohne Schlaf aus, damals ein Weltrekord. Der Brite Tony Wright wollte diesen Rekord 2007 brechen und schaffte es immerhin, mehr als elf Tage am Stück wach zu bleiben.[7] Gereiztheit, Kraftlosigkeit, Halluzinationen, Niedergeschlagenheit und totale Erschöpfung waren die Folge. Wright scheiterte an seinem Rekordversuch. Doch ins Guinness-Buch der Rekorde wäre er sowieso nicht mehr aufgenommen worden. Darin stehen heute keine Rekorde mehr, die ernsthafte Gesundheitsrisiken bergen.

2. Was verrät der Schlaf der Tiere über unsere Nachtruhe?

Ob ein Lebewesen wirklich schläft, können wir eigentlich nur feststellen, indem wir per EEG die Ströme seines Nervensystems messen. Bei den meisten Tieren ist das schwierig. Quallen zum Beispiel, die zu den ältesten Tieren der Erdgeschichte zählen, haben gar kein Gehirn. Kalifornische Wissenschaftlerinnen und Wissenschaftler konnten dennoch feststellen, dass die Medusen regelmäßig in einen schlafähnlichen Zustand verfallen.[8] Auch von Amöben, jenen Einzellern, die als Ursprung des Lebens gelten, wissen wir, dass sie einem wechselnden Rhythmus von Aktivität und Ruhe unterliegen. Ausruhen müssen alle Lebewesen mal, auch wenn sie nicht so tief schlafen, wie wir das tun. Betrachten wir diese Ruhe als eine Art Schlaf, ist die Antwort auf die Frage eindeutig: Lebewesen, die ohne Schlaf auskommen, gibt es nicht. Klar ist aber auch, dass je weiter ein Nervensystem entwickelt ist, desto eher können wir von echtem Schlaf sprechen. Oder anders gesagt: Je größer das Gehirn, desto komplexer sind seine Fähigkeiten und desto ausgeprägter ist sein Schlafbedürfnis. Bei Säugetieren beispielsweise, deren Gehirn vergleichsweise weit entwickelt ist, lassen sich im Schlaf die Deltawellen des Tiefschlafs messen, ähnlich wie bei Menschen.

An Fruchtfliegen wollten Forschende der Harvard-Universität herausfinden, was passiert, wenn sie nicht schlafen.[9] Die Tiere wach zu halten, ist ganz einfach: Man muss nur die Heizung anschalten. Fruchtfliegen schlafen nur bei kühleren Temperaturen, ab 29 Grad Celsius werden sie überaktiv. Dann fliegen sie hin und her, verbrauchen zu viel Energie und schlafen kaum. Je höher die Umgebungstemperatur, desto größer ist ihr Schlafmangel.

Im Experiment verringerte Schlaflosigkeit die Lebenserwartung der Tiere um die Hälfte: Sie starben nicht wie sonst nach rund 40 Tagen, sondern bereits nach 20 Tagen.

Wozu Schlafmangel führt, hat auch der Biologe Albrecht Vorster untersucht – an Meeresschnecken.[10] Er spannte zwischen den Tieren und ihrem Futter ein Netz. Schnecken, die gut geschlafen hatten, hatten das Problem schnell kapiert. Sie bissen ein paarmal ins Netz und verstanden dann, dass sie da nicht weiterkamen. Am nächsten Tag, ebenfalls nach gutem Schlaf, versuchten sie gar nicht erst, zum Futter zu gelangen. Schnecken hingegen, die Vorster vom Schlafen abgehalten hatte, waren echt schwer von Begriff: Immer und immer wieder bissen sie ins Netz und gaben einfach nicht auf. Vorster bewies damit einmal mehr, dass Schlaf wichtig ist für die Erinnerung. Was Lebewesen tagsüber lernen, prägt sich im Schlaf ins Gedächtnis ein. Nun sind wir Menschen keine Meeresschnecken, aber das Phänomen, dass Schlafmangel uns begriffsstutzig macht, kennen wir auch.

Doch nicht alle Tiere können sich entspannten Schlaf leisten. Pferde und Giraffen etwa schlafen im Stehen, um stets fluchtbereit zu sein. Die Langschläfer unter den Tieren fühlen sich dagegen sehr sicher. Hunde beispielsweise schlafen und dösen 12 bis 14 Stunden täglich. Igel und Fledermäuse kommen sogar auf 18 bis 20 Stunden. Sie können sich das erlauben: Hunde sind bei ihren Herrchen und Frauchen nicht in Gefahr, Igel aufgrund ihrer Stacheln kaum bedroht. Fledermäuse, die kopfüber an ihren Schlafplätzen hängen, sind dort ebenfalls relativ sicher. Raubtiere wie Löwen ruhen täglich bis zu 20 Stunden. Ganz anders die Gazellen: Sie schlafen immer nur kurz und höchstens fünf Stunden insgesamt, weil sie jederzeit damit rechnen müssen, angegriffen und getötet zu werden. Die Schlafdauer hängt bei Tieren also davon ab, ob sie in Sicherheit oder in ständiger Bedrohung leben, ob sie

Beutetiere oder Jäger sind. Wir selbst sind zwar schon lange nicht mehr davon bedroht, von einem Säbelzahntiger gefressen zu werden, aber unser Unterbewusstsein interpretiert Stress oft so, als würde er gleich um die Ecke lauern – und dann schlafen wir wie die Gazellen eher unruhig.

Auch die Lebenssituation spielt eine Rolle: Muttertiere schlafen grundsätzlich weniger und sind stets wachsam, um ihre Kinder beschützen zu können. Jener Teil ihres Gehirns, der für akustische Reize zuständig ist, bleibt immer wach. Davon können auch menschliche Mütter ein Lied singen: ein kleines Quäken und sie sind hellwach.

Dann gibt es im Tierreich noch den Winterschlaf. Murmeltiere beispielsweise schlafen sechs bis neun Monate lang, Bären etwa zwei bis drei Monate. Der Winterschlaf der Igel dauert etwa von November bis März. Die Tiere ruhen in einer Mischung aus Tiefschlaf und Dösen, um Energie zu sparen, weil sie in dieser Zeit keine Nahrung finden können. Ihr Stoffwechsel fährt auf ein Minimum herunter, das Herz schlägt langsamer, die Körpertemperatur sinkt ein bisschen. Sämtliche Fettreserven, die das Tier vorher gespeichert hatte, werden im Winterschlaf abgebaut. Ein cooles Phänomen! Zwar kennen wir Menschen auch die Wintermüdigkeit, abgenommen hat davon aber leider noch niemand. Auf den Einfluss der Jahreszeiten auf unseren Schlaf werde ich in einem späteren Kapitel zurückkommen.

Übrigens: Je größer das Gehirn eines Tieres, desto höher ist die Wahrscheinlichkeit, dass es träumt. Hundebesitzer kennen das: Dann zucken die Pfoten im Schlaf und immer wieder ist ein Jaulen zu hören. Auch Katzen träumen, wenn sich ihre Augen unter den geschlossenen Lidern schnell von rechts nach links bewegen. Nagetiere, Insekten und Vögel hingegen scheinen überhaupt keinen REM-Schlaf zu haben und damit keine Träume.

3. Welche Schlafphasen gibt es?

Schlaf ist nicht gleich Schlaf. In der Nacht wechseln sich verschiedene Schlafphasen immer wieder ab. Die Erkenntnis, dass Menschen in Zyklen schlafen, haben wir dem Jenaer Neurologen und Psychiater Hans Berger zu verdanken. Er gilt als Erfinder der Elektroenzephalografie (EEG) und zeichnete 1924 das erste Elektroenzephalogramm auf. Bergers Erfindung gilt als Geburtsstunde der Neurophysiologie – dass es Hirnströme gibt, war bis dahin gar nicht klar. Bis zum ersten EEG glaubte man, im Schlaf passiere nicht viel. Bergers neues Gerät bewies erstmals das Gegenteil, denn es zeigte, dass sich die Hirnströme im Laufe der Nacht immer wieder verändern.

Psychiaterinnen und Psychiater unterscheiden anhand der Hirnwellen vier verschiedene Schlafphasen: die Einschlafphase, den Leichtschlaf, den Tiefschlaf und den Traum- oder REM-Schlaf. Die Abkürzung steht für »Rapid Eye Movement«, also »schnelle Augenbewegungen«, die in der Traumschlafphase charakteristisch sind. Bis alle Schlafphasen einmal durchlaufen sind, vergehen etwa 90 Minuten, danach geht alles wieder von vorn los. Gesunde Erwachsene durchlaufen pro Nacht etwa vier bis sechs solcher Schlafzyklen.

Jeder dieser Zyklen beginnt mit dem Einschlafen, das bis zu 30 Minuten dauert. Sind wir eingeschlummert, folgt die Leichtschlafphase, in der wir eher oberflächlich schlafen, wie die meiste Zeit der Nacht. Anschließend gleiten wir in die Tiefschlafphase, den sogenannten Deltaschlaf. Im REM-Schlaf, der vierten und letzten Phase, träumen wir. Danach folgt immer ein kurzes Erwachen, von dem gesunde Schläfer aber gar nichts mitbekommen. Sie drehen sich vielleicht kurz auf die andere Seite und schlafen

1. Teil: Der Schlaf und die Psyche

sofort wieder ein – nichts, woran sie sich am nächsten Morgen noch erinnern würden. Nach dem erneuten Einschlafen beginnt die nächste Leichtschlafphase, und der Zyklus fängt von vorn an.

Im ersten Drittel der Nacht sind die Tiefschlafphasen länger – normal schlafende Erwachsene kommen in Summe auf etwa zwei bis drei Stunden Tiefschlaf pro Nacht. Geträumt wird dagegen eher in den frühen Morgenstunden. Je länger die Nacht, desto eher findet Traumschlaf statt, an den wir uns später erinnern. Kinder haben mehr Tief- und Traumschlaf als Erwachsene. Das ist wichtig, denn sie haben in jeder Nacht viele Eindrücke zu verarbeiten und müssen noch viel lernen. Babys schlafen sogar bis zu 18 Stunden am Tag, das meiste davon ist Traumschlaf.

Klingelt morgens der Wecker, können wir nur hoffen, dass wir uns gerade nicht im Tiefschlaf befinden. Aus oberflächlichem Schlaf und dem Traumschlaf wachen wir nämlich relativ leicht auf. Werden wir jedoch geweckt, wenn wir uns gerade durch eine Tiefschlafphase schlummern, fühlt sich das furchtbar an – es tut regelrecht weh. Wir sind dann desorientiert, ahnen nicht, wie spät es ist, und wissen manchmal nicht, wo wir sind. Aus dem Tiefschlaf geweckt zu werden, setzt den Körper direkt beim Aufwachen unter enormen psychischen Stress. Genauso wie aufstehen zu müssen, ohne ausgeschlafen zu sein. Den Schlaf sozusagen abzubrechen, das ist ein bisschen so, als würden wir die Geschirrspülmaschine öffnen, bevor sie ganz fertig ist. Überall ist heißes Wasser, auf den Tellern vielleicht sogar noch Speisereste. Auch im Schlaf spült der Körper – er wäscht Giftstoffe aus dem Gehirn, von denen wir heute wissen, dass sie Demenz begünstigen. Wer häufig schlecht schläft, hat deshalb ein größeres Erkrankungsrisiko (siehe Kapitel 74). Und psychischen Stress: Nie ausschlafen zu können, macht reizbar, unkonzentriert und auf Dauer depressiv.

Messen wir die vier verschiedenen Schlafphasen per EEG, zeigen sich charakteristische Wellen. Die sogenannten Betawellen, die eine Frequenz von rund 30 Hertz haben, gehen beim Einschlafen nach und nach in Alphawellen mit acht bis 13 Hertz Frequenz über. Danach folgen langsame Wellen, die wir Wissenschaftler K-Komplexe oder Knock-on-the-door-Wellen nennen. Das Gehirn ist in dieser Leichtschlafphase offiziell schon im Schlafmodus, wir sind aber noch leicht weckbar. Als Nächstes geht die Hirnaktivität weiter zurück und es zeigen sich die sogenannten Tetrawellen mit einer Frequenz von vier bis acht Hertz. Das ist das Vorstadium des tiefen Schlafs. Eine Phase, die auch Hypnotiseure nutzen, die auf das Unterbewusstsein einwirken oder per Hypnotherapie psychische Erkrankungen wie Ängste oder Sucht behandeln wollen. Wir erreichen diese Phase auch, wenn wir richtig gut meditieren können – falls Sie das tun, kennen Sie vielleicht das Gefühl, beim Meditieren im Nirgendwo zu schweben? Dann strömen Tetrawellen durchs Gehirn, die das Stresslevel senken und die Psyche zur Ruhe bringen. Mehr zum Thema Meditation finden Sie in Kapitel 87. Im tiefsten Schlafzustand schließlich messen wir Deltawellen von ein bis vier Hertz. Diese Wellen, die etwa jede Sekunde auftreten, schwingen ungefähr im selben Takt wie der Herzschlag. Hirn und Herz in Resonanz – das ist ein Zustand totaler Harmonie, den wir nur im Schlaf erreichen.

4. Brauchen wir wirklich so viel Schlaf?

Mal angenommen, wir hätten keinerlei Schlafprobleme und kämen jede Nacht auf geruhsame acht Stunden Schlaf ... Schöne Vorstellung, oder? Aber verschenken wir damit nicht – wenn es gut läuft mit der Nachtruhe – ein Drittel unseres Lebens an den Schlaf?

Rein rechnerisch ja. Doch man muss es so sehen: Der Schlaf schenkt uns einen großen Teil unserer Lebenszeit. Ohne Schlaf wäre Leben nicht möglich. Er ist unsere Energiequelle und Voraussetzung für körperliche und psychische Gesundheit. Guter Schlaf ist beinahe Luxus, eine Gabe, für die wir dankbar sein sollten.

Kennen Sie den Spruch des deutschen Regisseurs und Schauspielers Rainer Werner Fassbinder? Der sagte mal: »Schlafen kann ich, wenn ich tot bin.« Diesem Motto blieb er treu – und starb im Alter von nur 37 Jahren an einem Herzstillstand. Vermutlich, weil er gleichzeitig Schlafmittel und Kokain genommen hatte. Dass er sich mit Medikamenten in den Schlaf zu befördern versuchte, spricht allerdings durchaus dafür, dass selbst er sich nach einer geruhsamen Nacht sehnte.

Wer viel und gut schlief, galt früher als faul. Wer ausschlief, schämte sich beinahe. Doch Menschen müssen schlafen, und Schlaf gehört zum Leben. Das haben sogar die Erfolgreichen erkannt: Amazon-Chef Jeff Bezos etwa sagt von sich selbst, er sei nach acht Stunden Schlaf am produktivsten.[11] Und Bill Gates, der Gründer von Microsoft, soll mindestens sieben Stunden Nachtschlaf benötigen, um tagsüber kreativ zu sein.[12] Ich habe zwar eher den Eindruck, dass solche superintelligenten Menschen mit weniger Schlaf auskommen als der Durchschnitt, doch das ist nur meine Beobachtung. Fest steht: Schlafen muss jede und jeder, und Schlafen ist keine Zeitverschwendung, sondern Balsam für Körper und Seele. Guter Schlaf ermöglicht uns erst, die zwei Drittel unseres Lebens, in denen wir wach sind, bestmöglich zu nutzen.

5. Haben Temperatur und Licht Einfluss auf meinen Schlaf?

Woanders auf der Welt schlafen Menschen anders als wir. Das liegt daran, dass die Temperaturen, aber auch die Lichtmenge den Schlaf beeinflussen. Um überhaupt einschlafen zu können, muss der Körper ein bisschen abkühlen. Nicht viel: Eine nur um 0,5 Grad niedrigere Körpertemperatur reicht, um Müdigkeit eintreten zu lassen und in den Schlaf zu gleiten. Dieses Absinken der Temperatur ist sogar spürbar: Sie kennen bestimmt auch dieses Frösteln, wenn Sie müde sind? Das Abkühlen ist ein inneres Signal des Körpers. Es teilt allen Systemen mit: Wir schlafen jetzt. Und es bereitet so den ganzen Organismus auf Ruhe und Erholung vor. Denn bei einer niedrigeren Körpertemperatur verlangsamt sich der Stoffwechsel – ein bisschen wie ein Miniprogramm des Winterschlafs bei Tieren. Auch Bären oder Igel haben im Winter in ihrem Ruhequartier eine niedrigere Körpertemperatur, durch die der Stoffwechsel herunterfährt.

Bei Wärme hingegen schlafen wir spürbar schlechter. Denn je höher die Außentemperatur, desto schwieriger ist es für den Körper, die Temperatur in seinem Innern zu senken. Er braucht dann einfach länger, um die nötigen 0,5 Grad abzukühlen, was vor allem das Einschlafen erschwert. Das wussten übrigens schon die alten Ägypter und entwickelten ihre eigene Strategie, um trotz der Hitze in ihrem Land besser schlafen zu können. Sie sollen sich nachts auf kalten Steinboden gelegt und noch dazu in feuchte Tücher gewickelt haben. Das klingt extrem ungemütlich, oder? Wenn Sie im Sommer wegen der hohen Temperaturen schlecht schlafen, können Sie den Ägyptertrick trotzdem mal ausprobieren, Sie müssen ja nicht gleich auf den Küchenfliesen nächtigen: einfach ein Bettlaken mit kaltem Wasser komplett nass machen, gründlich auswringen und es als Decke benutzen. Ihr Körper wird sich freuen, dass Sie ihm beim Abkühlen helfen!

Doch nicht nur die Umgebungstemperatur, auch die Lichtmenge beeinflusst unsere Nachtruhe. Grundsätzlich gilt: Je mehr Licht, desto schwieriger wird's mit dem Schlafen. Hierzulande jedenfalls schlafen viele Menschen im Winter besser als im Sommer – Sie auch? Die Wissenschaft gibt Ihnen recht. So ergaben weltweite Studien, dass die Einschlafzeiten länger sind, je näher Menschen am Äquator leben.[13] Und dass sich der Schlafrhythmus umso weiter nach hinten verschiebt, je wärmer die Klimazone ist. Menschen in Mittelamerika gehen messbar später ins Bett als jene, die in Nordeuropa leben, wo die Tage kürzer und die Temperaturen kühler sind.

Zu kalt darf es beim Zubettgehen aber auch nicht sein – wenn Sie frieren, werden Sie ebenfalls nicht schlafen können. Das ist eine reine Schutzmaßnahme des Körpers: Kühlte er zu sehr aus, bestünde Lebensgefahr; dann einfach einzuschlafen wäre fatal. Frieren versetzt uns in einen Überlebensmodus. Das Stresshormon Adrenalin zirkuliert dann im Blut und macht entspanntes Einschlafen unmöglich. Deshalb ist es ein Ammenmärchen, dass es in unserem Schlafzimmer möglichst kalt sein sollte und man selbst im Winter am besten bei offenem Fenster zu schlafen hat. Die beste Raumtemperatur für eine erholsame Nachtruhe liegt im

Bereich von 16 °C bis 18 °C. Auch darüber können Sie Ihren Schlaf positiv beeinflussen.

Aber zurück zu anderen Klimazonen.

Ein Patient von mir kam aus Tunesien. Er war Anwalt, der mit vierzig Jahren wegen der Liebe nach Deutschland gekommen war. Zuerst fühlte er sich hier wohl, doch nach ein paar Jahren war er erschöpft und antriebslos. Vor lauter Müdigkeit verbrachte er viel Zeit im Bett und konnte dennoch nicht erholsam schlafen. Mit eingefallenem Gesicht und Augenringen kam er zu mir in die Sprechstunde, und ich diagnostizierte eine manifeste Schlafstörung. Meiner Meinung nach fehlte ihm einfach das Licht, das er aus seinem Heimatland gewöhnt war. Sein Leben lang hatte er viel Sonne abbekommen und musste plötzlich hier die dunklen Herbst- und Wintertage ertragen. Für seine Psyche war das Gift, und er entwickelte einen klassischen »Winterblues«.

Was so harmlos klingt, ist eine ernst zu nehmende Depression. Den Begriff »Winterblues« beschrieb 1984 erstmals der Psychiater Norman E. Rosenthal. Und zwar, weil er ihn am eigenen Leib erlebte. Im sonnigen Südafrika geboren und aufgewachsen, zog er nach seinem Studium an die Ostküste der USA. Es folgte ein typischer New Yorker Winter, dunkel und kalt. Rosenthal beobachtete an sich selbst, wie er ab November immer müder, träger und pessimistischer wurde. Er registrierte ein erhöhtes Schlafbedürfnis, wachte aber trotzdem nie erholt auf. Sein Gewicht stieg um einige Kilo, und er wurde immer unzufriedener. Zum Glück konnte er sich noch zum Arbeiten aufraffen, denn er prägte dadurch einen in der Psychotherapie bis heute gängigen Begriff: die *saisonale affektive Störung,* kurz SAD oder einfach »Winterdepression« oder »Winterblues«. Die depressive Störung tritt aus Mangel an Umgebungslicht saisonal auf und geht in den hellen Sommermonaten vollständig zurück. Wenn Sie solche saisonalen Symptome an sich beobachten, besprechen Sie das am besten mit Ihrem Hausarzt oder Ihrer Hausärztin. Gegen die Symptome hilft neben Psychotherapie und Medikamenten vor allem Licht, das man sich in Form eines Urlaubs in sonnigeren Gefilden verschaffen könnte. Aber wer kann schon den ganzen Winter urlauben? Eine Lichtdusche oder auch Tageslichtlampe, gerade am Morgen, kann einem da zuverlässiger durch die ganze Jahreszeit helfen, die innere Uhr im Takt halten und dafür sorgen, dass der Hormonspiegel auf einem Niveau bleibt, das uns nicht in einen niedergeschlagenen Brummbären verwandelt. Am besten setzt man sich direkt nach dem Aufwachen eine Dreiviertelstunde vor das Licht, je nach Lampengröße in einem Abstand von 20 bis 50 Zentimetern. Die Lichtstärke sollte zwischen 3000 und 10000 Lux liegen, und es sollten keine Blaulichtanteile enthalten sein – am besten stammt das Gerät von einem zertifizierten Hersteller. Das Licht sollte von der Seite kommen – also nicht direkt hineinschauen! Die Augen sollten geöffnet sein, man kann während der Lichtdusche zum Beispiel lesen. Wer eine Augenerkrankung hat, sollte vor der Nutzung der Lichtdusche mit dem Augenarzt Rücksprache halten. Bei Netzhautschäden, akuten Augenentzündungen, sogenannter Augenmigräne oder Epilepsie sollte die Lichtdusche nicht zum Einsatz kommen.

Sonne ist, abgesehen vom Hautkrebsrisiko, gut für den Körper. Sie stimmt uns optimistisch und beugt Depressionen vor. Deshalb sollten Sie, gerade wenn Sie sich im Winter verstimmt fühlen, jeden Sonnenstrahl nützen, um die eigene Laune zu heben. Denn jetzt wissen Sie ja auch, warum Menschen in wärmeren Ländern oft besser drauf sind als wir.

Meinem tunesischen Patienten hat mehr Licht ebenfalls sehr gut getan. Mit viel Disziplin raffte er sich auf meinen Rat hin auf, in den Wintermonaten zu Fuß zur Arbeit zu gehen. Auf diese Weise startete er mit einer Dreiviertelstunde Licht in den Tag, was seine Stimmung deutlich hob. Fing er vor Sonnenaufgang an zu arbeiten, genoss er direkt nach dem Aufstehen eine Lichtdusche. Ich empfahl ihm außerdem einen Hund, mit dem er mehrmals täglich draußen Gassi gehen muss.

6. Wird der Schlaf durch Klimawandel und Erderwärmung beeinflusst?

Vielleicht ist es Ihnen noch gar nicht so bewusst geworden, aber die Klimakrise und die stetige Erwärmung der Erde haben unseren Schlaf bereits beeinflusst.[14] Auf zwei Ebenen sogar. Erstens führen wärmere Außentemperaturen dazu, dass die Körpertemperatur vor dem Zubettgehen nicht mehr so leicht absinkt, wie es nötig wäre, um den Organismus in einen Ruhemodus zu versetzen. Wir können bei Wärme schlechter einschlafen, wie bereits im vorherigen Kapitel beschrieben. Zweitens bereitet uns der Klimawandel Sorgen. Und Sorgen haben erheblichen Einfluss auf unsere psychische Verfassung und damit auf den Schlaf.

Klären wir zuerst das mit der Erderwärmung. Global betrachtet, ist der stärkste klimabedingte Temperaturanstieg ausgerechnet nachts zu verzeichnen. Dass dies den Schlaf beeinträchtigt, bewiesen 2017 erstmals US-amerikanische Wissenschaftlerinnen und Wissenschaftler.[15] Um die Folgen der Klimakrise für den menschlichen Schlaf zu erfassen, hat 2022 auch ein Forschungsteam aus

1. Teil: Der Schlaf und die Psyche

Deutschland und Dänemark die Nachtruhe weltweit untersucht.[16] Es glich die Daten von Schlaf-Tracking-Armbändern aus 68 Ländern mit den dazugehörigen Wetterdaten vor Ort ab. Sieben Millionen Schlaf- und Wetteraufzeichnungen ergaben: Temperaturen von mehr als 30 °C verkürzen den Nachtschlaf im Schnitt um eine Viertelstunde – durch verzögertes Einschlafen und mehr Unruhe in der Nacht. Das klingt erst mal nach wenig, bedeutet pro Woche aber fast zwei Stunden weniger Schlaf, was durchaus negative Folgen haben kann – vor allem für jene, die ohnehin schon nicht gut schlafen. Frauen und ältere Menschen leiden den Forschenden zufolge messbar stärker unter dem Temperaturanstieg als Männer und Jüngere. Zudem ist der Einfluss des Temperaturanstiegs in Ländern mit niedrigerem Einkommen größer – wahrscheinlich, weil sich in ärmeren Regionen nicht jeder Haushalt eine Klimaanlage leisten kann. Menschen in heißeren Gegenden verlieren der Studie zufolge pro Grad Erwärmung mehr Schlaf als Menschen in kühleren Gebieten.

Ganz abgesehen davon, dass wir uns über die wachsenden globalen Ungleichheiten sorgen, können wir uns hier in Deutschland in Hinblick auf die Schlaftemperatur auch nicht wirklich entspannen: Bis zum Jahr 2099, so heißt es im Fazit der Veröffentlichung im Fachmagazin *One Earth*, werden die steigenden Temperaturen jede und jeden von uns jährlich 50 bis 58 Stunden Schlaf rauben. Auf eine Nacht gerechnet, sind das zwar nur ein paar Minuten. Langfristig betrachtet, erhöht aber auch diese fehlende Zeit den psychischen Stress, den Schlafmangel immer mit sich bringt.

Und dann wären da noch die bereits erwähnten Sorgen. Junge Leute zwischen 18 und 25 Jahren, die quasi mit dem Wissen um den Klimawandel großgeworden sind, leiden schon jetzt sehr unter ihrer Angst vor den Folgen der Klimakrise. Sie beschäftigen sich oft täglich damit, sind teils sehr engagiert bei »Fridays for

Future« und verfolgen das Thema auf Social Media. Zukunftsangst und Perspektivlosigkeit sind in ihrem Alltag stets präsent – und stellen eine enorme psychische Belastung dar. Ich erlebe junge Patientinnen und Patienten in unserer Tagesklinik als extrem pessimistisch und ängstlich. Sie fühlen sich machtlos und sehen sich in der Klimakrise in der Opferrolle. Das beeinträchtigt ihren Schlaf massiv. Vor allem, wenn sie vor dem Zubettgehen noch mal durch alle Social-Media-Kanäle scrollen, prägen sich die schlechten Nachrichten über Nacht ins Gehirn ein und können zu Albträumen führen. Traurig aber wahr: Die Klimakrise ist in der Klinik längst Thema der Gruppentherapie, weil sie den Schlaf gleich doppelt beeinträchtigt. Wichtig ist deshalb, und das gilt für jedes Alter, sich immer wieder eine Pause im »Doom-Scrolling« zu nehmen, vor dem Einschlafen ganz darauf zu verzichten und das eigene Denken stattdessen auf positive Aspekte zu lenken. Außerdem empfehle ich bei Klimaangst immer, sich zu engagieren und seinen bestmöglichen Beitrag zum Klimaschutz zu leisten – etwa, indem man seinen Müll trennt, Fahrrad statt Auto fährt oder kein Wasser verschwendet. Dieses »prosoziale Verhalten« hilft nachweislich gut, weil es einen aus der Opferrolle herausholt und das Gefühl des Ausgeliefertseins verringert.

7. Muss ich immer lange am Stück schlafen?

Wünschten Sie sich auch manchmal, der Tag hätte mehr als 24 Stunden? Um tagsüber mehr zu schaffen, soll eine Bloggerin den sogenannten polyphasischen Schlaf[7] »erfunden« haben. Ihre verlockende Idee: Wer alle vier Stunden für lediglich 20 Minuten die Augen zumacht, kommt über den Tag verteilt mit nur zwei Stunden Schlaf aus. Sechs kurze Schlafphasen verglichen mit einem achtstündigen monophasischen Schlaf – was für eine enorme Zeitersparnis! Die Bloggerin behauptete, es sei zwar zunächst schwierig gewesen, sich an den neuen Rhythmus und mehrere kurze Nickerchen zu gewöhnen. Mit der Zeit hätte sie sich aber besser und leistungsfähiger gefühlt. Das alles klingt nach dem sogenannten Übermenschen von Friedrich Nietzsche. Und schon hatte der polyphasische Schlaf der Bloggerin einen Namen, »Uberman-Schlaf«.

Doch ist dieses Konzept wirklich realistisch? Viele probierten es aus, gaben aber schnell wieder auf: Sechsmal am Tag für 20 Minuten zu schlafen, ist einfach nicht alltagskompatibel. Trotzdem geht vom polyphasischen Schlaf eine seltsame Faszination aus. Fußballstar Cristiano Ronaldo zum Beispiel soll angeblich polyphasisch schlafen. Doch ich denke, das ist ein Missverständnis. Mit nur kurzen Nickerchen wären Profisportler gar nicht in der Lage, Höchstleistungen zu erbringen. Wahrscheinlich meinte sein Trainer Powernaps, als er behauptete, Ronaldo schlafe nur für 20 Minuten. Ein Powernap (dazu mehr im Kapitel 43) kann tagsüber in müden Phasen tatsächlich eine wahre Energiebombe sein. Man muss das Einschlafen in so kurzer Zeit ein bisschen üben. Aber es ist erlernbar und dann ein richtiger Frische-Kick. Vorsicht jedoch bei Schlafstörungen: Wer nachts ohnehin kaum zur Ruhe kommt, sollte tagsüber keinesfalls mehr als maximal einen Powernap einlegen. Sonst verschlimmern sich die Schlafprobleme in der Nacht, weil man einfach nicht müde genug ist.

Zu polyphasischem Schlaf hingegen kann ich überhaupt niemandem raten – warum sollte man auch so sehr gegen die Natur leben? Ich begleitete mal einen Journalisten durch ein kleines Experiment; er wollte einen Artikel über polyphasischen Schlaf schreiben und das Konzept selbst ausprobieren. Nach drei Tagen war er völlig erschöpft, hatte rote Augen und Augenringe. Er vergaß sogar, was er mich fragen wollte, und gab den Selbstversuch schließlich auf. Vernünftig, wie ich finde: Anders als Befürworter behaupten, gibt es keinerlei wissenschaftliche Belege dafür, dass der Uberman-Schlaf jemanden effizienter arbeiten lässt, das Lernen erleichtert oder das Gedächtnis verbessert. Er ist schlichtweg nicht sinnvoll. Sollen Dinge länger im Gedächtnis bleiben, braucht es den Tiefschlaf – doch in den gerät man bei polyphasischem Schlaf überhaupt nicht. Ein derart unnatürlicher Rhythmus schadet der psychischen wie körperlichen Gesundheit, wie diverse Studien zeigen. Laut einer Metaanalyse sorgt Uberman-Schlaf nur für mehr Müdigkeit, verschlechtert das Gedächtnis, beeinträchtigt die körperliche Leistungsfähigkeit und verursacht psychische Probleme wie depressive Symptome und eine gesteigerte Reizbarkeit.[18] Vor dem Hintergrund, dass 80 Prozent aller psychischen Störungen mit Schlafstörungen zusammenhängen, kann ich Sie nur warnen: Stellen Sie Ihren natürlichen Schlafrhythmus lieber nicht so auf den Kopf. Falls es schon zu spät ist, weil Sie das polyphasische Schlafen bereits ausprobiert haben: Nähern Sie sich Ihren normalen Schlafzeiten nur schrittweise wieder, so, wie Sie sich im Urlaub an eine neue Zeitzone gewöhnen würden. Verlängern Sie also die Schlafzeiten anfangs nur um eine Stunde, dann um zwei Stunden – bis Sie wieder mehrere Stunden am Stück schlafen können. Nutzen Sie nach dem endgültigen Erwachen am Morgen täglich für 45 Minuten eine Lichtdusche (siehe Kapitel 5), fällt die Umstellung leichter.

8. Werde ich durch guten Schlaf schlauer?

Schlaf macht Sie nicht intelligenter, als Sie ohnehin schon sind. Aber Schlaf hilft beim Lernen. Versuchen Sie gerade, ein neues Instrument zu lernen oder eine Fremdsprache? Dann üben Sie den schwierigen Akkord mal vor dem Schlafengehen, oder wiederholen Sie die Vokabeln, bevor Sie sich ins Bett legen. Sie werden sehen: Am nächsten Morgen klappt es auf einmal viel besser! Weil das Gehirn das neu Gelernte quasi im Schlaf abgespeichert und verinnerlicht hat. Umgekehrt belegen Studien, dass unzureichender Schlaf die Lernprozesse im Gehirn stört und auch andere kognitive Leistungen beeinträchtigt. Bei Kindern zum Beispiel wirken sich Schlafstörungen nachweislich negativ auf die Noten in der Schule aus.[19] Es kommt aber immer auf die Aufgabe an: Erfordert sie keine tiefen Verarbeitungsprozesse im Gehirn, können Kinder sie auch nach Schlafeinbußen noch ganz gut lösen. Steigt jedoch der Anspruch einer Aufgabe, haben müde Kinder damit größere Schwierigkeiten als ausgeschlafene.

Für Erwachsene gilt im Prinzip das Gleiche. Auch wir sind tagsüber unkonzentrierter und vergesslicher, nachdem wir in der Nacht schlecht geschlafen haben. Sogar langfristig beeinflusst der Schlaf die Leistung des Gehirns. Im Fachmagazin *The Lancet Healthy Longevity* wurde eine Studie beschrieben, bei der Wissenschaftler herausfinden wollten, wie viel Schlaf nötig ist, um die maximale sportliche Leistungsfähigkeit zu erreichen.[20] Zehn Jahre lang haben sie ihre Probanden regelmäßig untersucht und befragt – eine riesige Studie. Es stellte sich heraus, dass die körperliche Leistungsfähigkeit nach zu kurzen Nächten messbar sinkt. Doch auch die kognitiven Fähigkeiten – das Gedächtnis, die Konzentration, die Aufmerksamkeit, die Auffassung, die Eloquenz –

leiden unter einem Schlafdefizit, vor allem das Erinnerungsvermögen lässt nach. Die Untersuchung, in der es eigentlich um die sportliche Leistungsfähigkeit gehen sollte, lieferte damit ganz nebenbei die wichtige Erkenntnis, dass ausreichend Schlaf ganz wichtig für das Gedächtnis ist und ein Schlafdefizit wiederum mit Gedächtnisstörungen im Zusammenhang steht.

Nur auf das sogenannte prozedurale Gedächtnis wirkt sich Schlafmangel nicht aus. Damit ist unsere Gedächtnisfähigkeit gemeint, die unterbewusst, also ohne nachzudenken und automatisch, ausgeführt wird: Wer als Kind einmal das Fahrradfahren gelernt hat, kann es auch nach einer Nacht mit schlechtem Schlaf noch – zum Glück! Wie Sinne, Muskeln und Nerven zusammenarbeiten müssen, um sich auf einem Fahrrad sicher fortzubewegen, prägt sich nämlich im Traum- und Tiefschlaf ins Gehirn ein. Ist es da einmal abgespeichert, geht es in der Regel ein Leben lang nicht mehr verloren. Und das ist gut so. Es wäre doch wirklich ärgerlich, wenn wir nach jeder feuchtfröhlichen Partynacht das Fahrradfahren neu lernen müssten!

9. Macht Schlaf mich schön?

Oh ja, Schlaf macht schön. Oder haben Sie nach einer viel zu kurzen Nacht schon mal in den Spiegel geschaut und gedacht: »Wow, sehe ich heute gut aus!«? Mieser Schlaf steht uns regelrecht ins Gesicht geschrieben. Denn schlafen wir schlecht ein, unruhig durch oder insgesamt zu kurz, erscheint die Haut am nächsten Morgen fahl und trocken. Durch den Schlafmangel ist ihr Flüssigkeitshaushalt durcheinandergeraten, den Hautschichten ist Wasser verloren gegangen. Es ist aus den Zellen in die Zellzwischenräume gesickert, von den Blutgefäßen aufgenommen und mit dem Blut abtransportiert worden. Die natürliche Aufpolsterung und die Spannkraft sind mit der Flüssigkeit über Nacht verschwunden, wodurch Zornesfalten und Krähenfüße ausgeprägter erscheinen. Wir sehen regelrecht zerknittert aus, nachdem wir schlecht geschlafen haben. Eine Nacht mit wenig Schlaf ist also wirklich kein Beauty-Highlight.

Nun ist Schönheit natürlich subjektiv, und das ist gut so. Woran es aber keinen Zweifel gibt: Für die meisten hängt Schönheit vor allem mit der Ausstrahlung eines Menschen zusammen, ganz unabhängig von ebenmäßiger Haut und frischem Teint. Und was beeinflusst unsere Ausstrahlung? Unter anderem der Schlaf!

Zu kompliziert? Lassen Sie es mich anders herum erklären: Sind Körper und Psyche nach einer schlechten Nacht nicht erholt, machen wir tagsüber auf unsere Mitmenschen garantiert einen hektischen, nervösen, vielleicht sogar neurotischen Eindruck. Das wirkt alles andere als schön! Guter Schlaf hingegen steht für Erholung und ein ausgeruhtes Gemüt. Nach einer Nacht, in der wir gut geschlafen haben, sind unsere Gesichtszüge weich und entspannt. Wir wirken gelassen, ausgeglichen und happy. Genau das macht eine tolle Ausstrahlung aus! Von da an setzt sich eine regelrechte Erfolgsspirale in Gang. Denn spüren wir, dass wir auf andere Menschen positiv wirken, ist das für die Psyche ein wahrer Ego-Booster. Unser Selbstbewusstsein steigt und wir gehen lässig und selbstsicher durch den Tag. Letztendlich stimmt es also: Ausreichend Schlaf wirkt auf die Haut wie eine kleine Schönheitsbehandlung. Und wenn der Tag so toll war, schlafen wir natürlich auch zufrieden ein.

10. Warum ist gesunder Schlaf wichtig für mein Herz?

Wenn Sie gut schlafen, erholt sich auch Ihr Herz. Ganz pausieren darf die »Pumpe« in unserer Brust zwar nie, damit wir am Leben bleiben, doch im Schlaf muss sie viel weniger arbeiten als sonst. Wenn sich der gesamte Körper im Ruhezustand befindet, benötigt er deutlich weniger Sauerstoff als tagsüber, wenn wir Sport treiben, nachdenken, lachen, essen, einkaufen oder sonstigen Aktivitäten nachgehen. Entsprechend muss das Herz, das sauerstoff- und nährstoffreiches Blut in alle Areale zwischen Scheitel und Zehen pumpt, längst nicht so oft schlagen. Die Herzfrequenz darf sinken, wenn wir schlafen, und auch der Blutdruck fällt um mindestens zehn Prozent[21] gegenüber dem durchschnittlichen Wert im wachen Zustand, was in der Kardiologie »Dipping« heißt und so viel wie »eintauchen« bedeutet. Für das gesamte Herz-Kreislauf-System ist Schlafen also eine wohltuende Entlastung. Die US-amerikanische Gesellschaft für Kardiologie (AHA) hat den Schlaf deshalb im Jahr 2022[22] als achten Punkt in ihre Checkliste mit Empfehlungen für ein herzgesundes Leben aufgenommen – neben einem gesunden Gewicht, einer ausgewogenen Ernährung, regelmäßiger Bewegung, Nikotinverzicht sowie normalen Blutdruck-, -fett- und -zuckerwerten. Sieben bis neun Stunden lang sollen Erwachsene demnach jede Nacht schlafen, um ihr Herz gesund zu halten. In schlechten Nächten mit wenig Schlaf dagegen kann sich das Herz nicht erholen. Stresshormone verhindern, dass Herzfrequenz und Blutdruck sinken, langfristig steigt das Risiko für Rhythmusstörungen und Herzversagen. Wer tagsüber müde ist, hat zudem nachweislich öfter Heißhungerattacken als ausgeschlafene Menschen. Die angefutterten Pfunde belasten wiederum das Herz und den Kreislauf. Besonders schlimm sind die Folgen bei einer Schlafapnoe (siehe Kapitel Nr. 81). Wie Sie sehen, können Sie mit erholsamem Schlaf viel für Ihre Herzgesundheit tun. Und auch Ihr Gewicht besser unter Kontrolle halten, ohne mühselige Diät.

11. Welcher Schlaftyp bin ich?

Der frühe Vogel fängt den Wurm – heißt so nicht ein deutsches Sprichwort? Und wissen Sie, ob es sich bei diesem Vogel zufällig um eine Lerche handelt? Wenn wir über Schlaftypen sprechen, kommen wir um Lerchen und Eulen nicht herum. Also Singvögel, die mit dem Sonnenaufgang aktiv werden, und nachtaktive Jäger, die in der Dunkelheit Mäuse fangen. Lerchen und Eulen stehen sinnbildlich für die Frühaufsteher und die Langschläfer unter uns. Jeweils 15 Prozent der Menschen lassen sich entweder dem einen oder dem anderen Chronotypus zuordnen. Und dann gibt es noch die große Gruppe der sogenannten Zwischentypen, die weder zu den Eulen noch zu den Lerchen gehören. Sie bilden mit etwa 70 Prozent die Mehrheit: Erwachsene, die am liebsten gegen 23 Uhr ins Bett gehen und gegen 7 Uhr morgens wieder aufstehen. Bei den Frühaufstehern und Langschläfern unterscheidet die Schlafmedizin zudem noch zwischen »moderat« morgen- oder abendaktiven Menschen und »extrem« morgen- oder abendaktiven Menschen. Streng genommen gibt es also nicht nur drei, sondern fünf verschiedene Chronotypen: extreme und moderate Lerchen, Zwischentypen, moderate und extreme Eulen. Was sie unterscheidet? So einiges: Moderate Lerchen stehen gegen fünf oder sechs Uhr auf und gehen gegen 22 Uhr ins Bett. Extreme Lerchen sind bereits um vier Uhr morgens auf den Beinen, schlafen dafür aber spätestens um 21 Uhr. Moderate Eulen werden kurz nach Mitternacht schläfrig, spätestens um ein Uhr morgens gehen sie ins Bett. Ausgeschlafen sind sie entsprechend gegen acht Uhr am nächsten Morgen. Extreme Eulen bleiben bis zwei oder drei Uhr morgens wach und müssen entsprechend bis zehn Uhr morgens schlafen. Anhand dieses Schemas können Sie erkennen, zu welchem Chrono- oder Schlaftyp Sie gehören. Um ganz sicherzugehen, können Sie noch überlegen, wann am Tag Sie am fittesten sind: Zu welcher Uhrzeit fühlen Sie sich geistig voll auf der Höhe, wann funktioniert Ihr Gedächtnis am besten, wann treiben Sie am liebsten Sport? Wer auch im Winter am liebsten um sechs Uhr morgens Joggen geht, ist definitiv eine Lerche – und bewundernswert diszipliniert, nebenbei gesagt. Eine Eule würde das niemals tun! Eulen sind diejenigen, die im Fitnessstudio Hanteln stemmen, wenn andere längst die Tagesschau gucken. Auch im Job lassen sich Eulen und Lerchen gut unterscheiden: Wer in einem Meeting morgens um acht schon Sinnvolles beiträgt, ist offensichtlich ein Frühaufsteher. Wer dagegen in derselben Konferenz kaum ein Wort rauskriegt und noch verschlafen wirkt, hat sich als Eule geoutet. Die Tiefpunkte des Tages verraten Ihnen ebenfalls, ob Sie Lerche oder Eule sind – oder einfach der Zwischentyp: Zwischentypen erleben ihr Mittagstief so gegen 13 Uhr nach dem Essen. Eulen fallen erst am Nachmittag in ein Loch, Lerchen dagegen schon am Vormittag. Dass die Leistungsfähigkeit im Laufe des Tages schwankt, ist übrigens ganz normal. Tiefpunkte treten im Schnitt sogar alle zwei Stunden auf und äußern sich in einer leichten Müdigkeit. Oft entstehen sie unmittelbar nach dem Essen, weshalb die Schlafmedizin die Mahlzeiten zu den sogenannten äußeren Zeitgebern zählt, die unseren Rhythmus mitbestimmen. Auch in Sachen Hunger unterscheiden sich Lerchen und Eulen deutlich: Abendmenschen haben meist keinen Appetit auf Frühstück, während sich Morgenmenschen richtig darauf freuen und Hunger verspüren, sobald sie aus dem Bett gestiegen sind. Entsprechend unterschiedlich ist die jeweilige Lieblingszeit für das Abendessen. Während Lerchen spätestens um 18 Uhr der Magen knurrt, bevorzugen Eulen ein spätes Dinner, das gern auch mal erst um 22 Uhr auf den Tisch darf. Schlafenszeit, Tagesform und Frühstückshunger – diese drei Kriterien zeigen Ihnen eindeutig, welcher Chronotyp Sie sind.

12. Tickt meine innere Uhr wirklich im 24-Stunden-Takt?

Die Drehung der Erde um ihre eigene Achse dauert exakt 23 Stunden, 56 Minuten und 4 Sekunden und ist damit knapp vier Minuten kürzer als das, was wir als einen Tag bezeichnen. Man könnte nun meinen, dass sich unsere innere Uhr auch an diesem knapp 24-Stunden-Rhythmus orientieren würde. Und vielleicht noch am Sonnenauf- und Sonnenuntergang. Doch das stimmt nicht ganz. Wollen Sie wirklich herausfinden, in welchem Rhythmus Ihre innere Uhr tickt? Dann müssen Sie für ein paar Wochen in einen Bunker ziehen. Ja, im Ernst. Einen Bunker ohne Tageslicht, abgeschottet von der Außenwelt. Was meinen Sie: Wann würden Sie wohl wie lange am Stück schlafen und wann wären Sie wach, wenn Sie ohne Fenster, ohne Uhr und ohne Zeitung, Handy und Internet leben müssten? Wann fühlten Sie sich fit, wann hätten Sie eher ein Tief?

Wie der Tagesrhythmus des Menschen ohne äußere Einflüsse aussieht, untersuchten in den 1960er-Jahren in der oberbayerischen Klostergemeinde *Andechs* zwei Wissenschaftler, Jürgen Aschoff und Dr. Rütger Wever. Zeuge ihrer Experimente war der heute berühmte Schlafwissenschaftler Prof. Dr. Jürgen Zulley. Rund 400 Probanden, vor allem Studierende, stellten sich zwischen 1964 und 1989 freiwillig für die Bunker-Experimente zur Verfügung.[23] Abgeschirmt von Tageslicht und anderen Menschen lebten sie einige Wochen lang unter der Erde. Sie hatten keinerlei Begegnungen mit der Außenwelt – Lebensmittel legten Helfer ihnen in eine Schleuse, kommuniziert wurde nur über Zettelbotschaften. Die Wissenschaftler maßen Körpertemperatur und Schlafqualität ihrer Probanden mithilfe von Sensoren, die sie an ihren Körpern befestigten. Heute gelten die Versuche aus Andechs als Geburtsstunde der Chronobiologie, wie die Wissenschaft der Lebensrhythmen heißt. Denn Aschoff und Wever bewiesen entgegen der weitläufigen Meinung, dass es die innere Uhr gibt. Und dass sie nicht von der Sonne abhängt. Obendrein fanden sie heraus, dass diese innere Uhr des Menschen nicht exakt im 24-Stunden-Takt der Erdumdrehung tickt, sondern in einem 24- bis 25-Stunden-Takt. Wie die Menschen draußen hatten die Bunkerinsassen Schlaf- und Wachphasen sowie über den Tag verteilte Leistungshochs und -tiefs. Ihre Körpertemperatur schwankte im Tagesverlauf genauso wie sonst auch. Doch ein Tag im Bunker hatte bei vielen nicht wie draußen 24, sondern bis zu 25 Stunden. Kein Wunder, dass uns ständig Zeit fehlt, wenn ein Tag für unsere innere Uhr länger dauert! Orientieren wir uns trotzdem an einem 24-Stunden-Rhythmus, was die meisten von uns tun, weil wir unseren Alltag nach Uhren und Kalendern strukturieren, dann erfahren wir jeden Tag eine kleine Zeitverschiebung. Und am achten Tag? Sind jene mit einem 25-Stunden-Rhythmus

1. Teil: Der Schlaf und die Psyche

volle acht Stunden aus der Zeit gefallen – genauso, als wären sie nach Japan geflogen. Wer das Gefühl hat, zu jenen Menschen zu gehören und mit dem 24-Stunden-Rhythmus Schwierigkeiten zu haben, dem empfehle ich dringend, am Wochenende auszuschlafen und ein bisschen Schlaf nachzuholen.

13. Was kann ich gegen einen gestörten Tag-Nacht-Rhythmus tun?

Wenn der Tag-Nacht-Rhythmus gestört ist, kann das zu ernsthaften gesundheitlichen Beschwerden führen, wie ich Ihnen an dem folgenden Beispiel illustrieren möchte. Falls Sie bei sich selbst feststellen, dass Sie nachts wach sind und tagsüber schlafen, sollten Sie die Tipps berücksichtigen, die ich Ihnen in diesem Beispiel gebe.

Endlich, morgens um sechs, überkommt den 20-jährigen Studenten, nennen wir ihn Fabian, die Müdigkeit. Seine Augen brennen, ihm ist kalt. Wie ein Stein schläft er ein – und als er erwacht, ist es schon nachmittags, mal wieder. Ganz der Morgenmuffel, bleibt er noch eine Weile liegen, greift zum Handy, scrollt durch Instagram, schaut sich ein paar TikTok-Videos an und stößt auf die neuesten Online-Games. Sofort ist er wieder da: der Drang zu spielen und das Game von gestern fortzusetzen. Das macht Fabian fast jeden Tag – oder besser jede Nacht: bis Sonnenaufgang am Computer zocken. Hunger bekommt er erst am späten Nachmittag, irgendwann nach dem Aufwachen. Seit Monaten geht das schon so, blass und schmal sieht er inzwischen aus, er fühlt sich träge, antriebslos und unzufrieden.

Kreidebleich und lichtscheu – so wie wir es aus den Schauergeschichten über Vampire kennen. Dass er zur Wolfsstunde zwischen drei und vier[24] noch wach ist, würde dazu passen. Alle schlafen dann, nur Wölfe und Vampire nicht. Doch eigentlich scheint Fabian ansonsten ein ganz normaler Student zu sein – eben mit einem verschobenen Schlaf-Wach-Rhythmus. Dass er es mittlerweile ganz normal findet, nachts wach zu sein und tagsüber zu schlafen, liegt vermutlich daran, dass zur falschen Zeit Melatonin in seinem Blut zirkuliert. Der Körper produziert das Schlafhormon normalerweise in der Dunkelheit. Es macht träge, etwas pessimistisch und versetzt die Systeme in den Schlafmodus. Dass sich Fabian so antriebslos und unglücklich fühlt, liegt am Lichtmangel. Denn die Sonne macht uns Menschen glücklich – und davon bekommt er nicht viel ab, wenn er bis nachmittags im Bett liegt. Stattdessen ist er nachts dem blauen Licht der LED-Lampen, des Computerbildschirms und des Smartphone-Displays zu Hause ausgesetzt. Dieses unterdrückt die Freisetzung des Schlafhormons Melatonin in der Epiphyse, einer Drüse im Gehirn. Erst tagsüber produziert Fabians Gehirn Melatonin – was seinen gesamten Schlaf-Wach-Rhythmus durcheinanderbringt. Hinzu kommt, dass aufgrund des Mangels an natürlichem Licht weniger Serotonin entsteht. Der Körper wandelt dieses sogenannte Glückshormon normalerweise abends in Melatonin um. Kann er das nicht, weil zu wenig Serotonin vorhanden ist, kommt es zu Schlafstörungen und depressiver Verstimmung. Mittlerweile ist wissenschaftlich belegt, dass dieser Zustand in einer ausgewachsenen Depression enden kann, also einer ernsthaften psychischen Störung. Erste Symptome zeigt Fabian bereits – Antriebslosigkeit, niedergedrückte Stimmung und zunehmende soziale Isolation. Schlafforscherinnen und Schlafforscher nennen Fabians Zustand auch das »Sleep Wake Delay Syndrome«, eine chronische Störung des Schlaf-Wach-Rhythmus. Die Folge ist ein sozialer Jetlag, da die innere Uhr der Betroffenen anders tickt als die der meisten Menschen. Fabian ist mit seiner Tendenz zur Nachtaktivität in seiner Altersgruppe übrigens nicht allein: Zwischen 14 und 24 Jahren sind viele junge Leute vor allem abends sehr aktiv. Das kann sich mit der Zeit noch ändern; ältere Erwachsene sind dann entweder Lerchen, Eulen oder Normaltypen (siehe Kapitel 11).

Was kann Fabian tun, um wieder in einen normalen Rhythmus zu gelangen? Eigentlich sollte er für mindestens eine Woche eine Smartwatch mit Lichtsensor tragen, die seinen Schlafzyklus aufzeichnet und registriert, wie viel Licht er tagsüber ausgesetzt ist. Danach sollte er seine Einschlafzeit nach und nach ganz langsam nach vorn verlegen und sich den Wecker vor dem Einschlafen so stellen, dass er nach genau acht Stunden Schlaf aufwacht. Um besser wach zu werden und gut gelaunt in den Tag zu starten, könnte er noch eine Tageslichtlampe auf seinen Nachttisch stellen und sich nach dem Weckerklingeln mit 60 Zentimeter Abstand für 45 Minuten davorsetzen (siehe Kapitel 5). Er kann dabei lesen, frühstücken und sich auf das freuen, was heute ansteht – und danach ist er fit für den Tag.

14. Was hat der Schlaf mit Göttern und unterdrückten Gefühlen zu tun?

In der griechischen Mythologie ist Hypnos der Gott des Schlafs. Sein Bruder Thanatos ist der Gott des sanften Todes. Und dann haben die zwei noch eine Schwester: Ker, die Göttin des gewaltsamen Todes. Alle drei Geschwister leben in der Unterwelt, und ihre Mutter ist Nyx, die Göttin der Nacht. Hypnos und Thanatos, Schlaf und Tod, waren bei den alten Griechen also nah miteinander verwandt. Das lag wohl daran, dass die Menschen früher glaubten, im Schlaf passiere nicht viel. Schlafen oder tot sein – das war quasi beinahe das Gleiche. Heute wissen wir es zum Glück besser. Bei den alten Römern heißt der Gott des Schlafs Somnus, wie das lateinische Wort für »Traum«. Es heißt, dass Somnus Sterbende bis zur Schwelle des Todes begleitet. Römer wie Griechen haben dem Schlaf viel Macht zugeschrieben. Niemand kann sich ihm entziehen. Der Schlaf ist in der Mythologie genauso mächtig wie der Tod. Beide Götter beherrschen das Unbewusste, die dunkle Seite des Menschen. Dieses Unbewusste steckt nach Sigmund Freud, dem Begründer der Psychoanalyse, in jedem Menschen. Unbekannte Ängste, Triebe, Wünsche und Erwartungen sollen sich darin verbergen. Emotionen, die Menschen im wachen Zustand nicht rauslassen, weil sie vielleicht ihr Leben lang gelernt haben, ihre Gefühle zu ignorieren. Kleiner Tipp am Rande: Das ist keine gute Idee. Doch was können wir heute für uns daraus lernen? Wenn wir ständig unsere Emotionen unterdrücken, verursacht dies auf Dauer eine innere Anspannung. Unterdrückte Wut, das ist wissenschaftlich bewiesen, kann zu Depressionen führen. Doch zurück zum Unbewussten, über das Hypnos und sein Bruder Thanatos herrschen: Laut Sigmund Freud kommt es nur im Schlaf hervor, wenn sich in einem Traum plötzlich versteckte Gedanken, Gefühle und Wünsche äußern. Manche Menschen denken, sie träumen nie – gehören Sie auch dazu? Ich kann Ihnen versichern: Wir alle träumen. Wir können uns beim Aufwachen nur nicht immer daran erinnern. Der beste Beweis dafür, dass Sigmund Freud recht hatte und im Schlaf unbewusste Anteile hochkommen, sind Menschen mit einer Posttraumatischen Belastungsstörung (PTBS): Monate nach einem Trauma haben sie oft wiederholt dieselben Träume, und in ihren Träumen dominiert die Angst. Hypnos, der Gott des Schlafs, soll übrigens in der Lage gewesen sein, Menschen in Tiefschlaf zu versetzen. Daher leitet sich von seinem Namen das Wort »Hypnose« ab. Sie wissen schon: dieser tranceähnliche Zustand, der von Laienhypnotiseuren zu Showzwecken benutzt wird, aber auch in der Psychotherapie zum Einsatz kommt. Ein hypnotisiertes Gehirn befindet sich in einem Zustand wie kurz vor dem Einschlafen – an der Grenze vom Bewussten zum oberflächlichem Schlaf. In dieser Situation ist das Gehirn am anfälligsten für Manipulationen, die Psyche kann sich dann sozusagen nicht wehren. Wie dem auch sei: Der Schlaf ist ein faszinierendes Phänomen, dem es auf die Spur zu kommen lohnt.

15. Ist mein Schlaf in jeder Lebensphase gleich?

Diese Frage muss mit Nein beantwortet werden: Der Schlaf verändert sich im Laufe des Lebens. Ganz allgemein gesagt, verhält es sich so: Je jünger wir sind, desto mehr Schlaf brauchen wir. Während Neugeborene bis zu 18 Stunden am Tag schlafen, brauchen ältere Menschen oft nur noch sechs Stunden. Dass wir in unterschiedlichen Lebensphasen mehr oder weniger Schlaf benötigen, hängt mit der Reifung des Gehirns zusammen. Neugeborene schlafen am meisten, weil sie quasi mit einer leeren Festplatte im Kopf auf die Welt gekommen sind, die erst noch beschrieben werden muss. Täglich lernen Babys Neues, was sie dann im Schlaf verarbeiten müssen. Weil sich ihr Gehirn noch in der Entwicklung befindet, wirkt sich das auch auf ihren Schlaf auf: Er ist polyphasisch; die 16 bis 18 Stunden Schlaf pro Tag werden nicht am Stück geschlafen, sondern teilen sich in viele kurze Abschnitte auf. Mit der fortschreitenden Gehirnentwicklung verändert sich auch der Schlaf. Bei Kindergartenkindern ist er schon biphasisch. Es gibt also zwei Schlafabschnitte: den etwa zehnstündigen Hauptschlaf in der Nacht und einen etwa zweistündigen Mittagsschlaf. Schulkinder wechseln dann zum monophasischen Schlaf der Erwachsenen. Sie machen in der Regel keinen Mittagsschlaf mehr, schlafen aber immer noch etwa zehn Stunden pro Nacht. Erwachsene verbringen deutlich weniger Zeit im Schlummerland. Im Alter zwischen 30 und 40 Jahren kommen die meisten auf sieben bis acht Stunden Schlaf pro Nacht. Mit höherem Alter sinkt der Schlafbedarf weiter. Auch der Anteil der Schlafphasen verändert sich im Laufe des Lebens. Im Gegensatz zu Erwachsenen haben Neugeborene sehr viel Traumschlaf, auch REM-Schlaf genannt (von »rapid eye movement«). Je älter wir werden, desto kürzer und seltener werden die Traumschlafphasen und die oberflächlichen Schlafphasen nehmen stattdessen zu. Ältere Personen haben einen sehr oberflächlichen Schlaf. Im Schlaflabor können wir die verschiedenen Schlafphasen anhand der Hirnströme klar unterscheiden. Würde man mir ein Schlafprofil aus Hirnströmen zeigen, könnte ich das Alter der Person relativ genau schätzen – vorausgesetzt, sie ist gesund und nimmt keine Antidepressiva. Das Zurückfahren des Traumschlafs im Laufe des Lebens geht immer mit einer

Reduktion des Gedächtnisses einher. Dass Seniorinnen und Senioren so wenig Schlaf brauchen, liegt schlicht daran, dass das Gehirn mit dem Älterwerden an Masse verliert und kognitive Fähigkeiten wie das Gedächtnis nachlassen. Ein altes Gehirn lernt schwieriger, daher benötigt es auch weniger Traumschlaf. Gut und tief zu schlafen, wird also im Alter nicht einfacher. Das sehe ich täglich in unserer Klinik: Alle Schlafstörungen, vom Restless-Legs-Syndrom bis zur Insomnie, kommen bei älteren Menschen häufiger vor. Wie Sie diesen Problemen in jedem Alter Abhilfe verschaffen können, lesen Sie unter anderem im dritten Teil dieses Buchs.

16. Warum schlafen Schwangere oft schlecht?

Wenn Sie gerade schwanger sind und jetzt dieses Kapitel lesen, weil Sie unter Schlafproblemen leiden, möchte ich Sie beruhigen: Viele Beschwerden lassen sich lindern, wenn man der Ursache auf den Grund geht. Ihre Nachtruhe wird in der Schwangerschaft gestört, weil Sie zum Beispiel unter Rückenschmerzen und Sodbrennen leiden oder nachts oft auf die Toilette müssen. Mit dem Bauch wachsen oft auch die Schlafprobleme: Während im ersten Drittel der Schwangerschaft Umfragen zufolge 46 Prozent der Frauen Schlafprobleme haben, sind es im letzten Drittel schon 64 Prozent.[25]

Eines Tages kam eine hochschwangere Patientin zu mir in die Sprechstunde. Maike war Mitte 30, und die ersten zwei Schwangerschaftsdrittel waren völlig komplikationslos ver-

laufen. Sie und ihr Mann freuten sich auf ihr erstes Baby. Doch in den letzten zwei, drei Monaten, bevor es auf die Welt kommen sollte, konnte Maike plötzlich nicht mehr schlafen und war deshalb bei mir. Obwohl sie abends unglaublich müde war, weil die Tage mit dem wachsenden Bauch immer anstrengender wurden, schlief sie plötzlich so unruhig wie noch nie zuvor in ihrem Leben. Denn kaum hatte sie sich hingelegt, breitete sich ein seltsames Kribbeln von ihren Zehen über die Fußsohlen bis in beide Unterschenkel hinein aus. Es war ein Gefühl, als liefen Ameisen über ihre Haut – Maike konnte ihre Beine dann nicht mehr unter Kontrolle halten. Im Bett liegen zu bleiben und auf Schlaf zu hoffen, war unmöglich. Also stand sie auf, ging in der Wohnung umher und dehnte immer wieder ihre Fußsohlen. Das schien ein bisschen zu helfen, und als das Kribbeln nachließ, legte sie sich wieder hin. Doch kaum fielen ihr die Augen zu, krabbelten die imaginären Ameisen wieder los und an Schlaf war nicht mehr zu denken. Maike bewegte ihre Zehen, zappelte mit den Füßen, drehte sich von rechts nach links und weckte dabei ihren Mann. Nichts half – erst als sie anfing, ihre Fußsohlen im Bett liegend an die Wand zu drücken, brachte das vorübergehend Erleichterung. Das nächtliche Kribbeln, das Maike mehrmals pro Nacht aus dem Bett trieb, hatte natürlich Folgen: Völlig unausgeschlafen quälte sie sich morgens aus dem Bett und schleppte sich müde durch den Tag.

Erst nach der Geburt ihrer Tochter erfuhr sie den Grund für die unruhigen Beine: Sie hatte während der Schwangerschaft Eisenmangel und dadurch das sogenannte Restless-Legs-Syndrom entwickelt. Das Syndrom der ruhelosen Beine geht mit einem quälenden Bewegungsdrang einher und entsteht vermutlich, weil Eisen

1. Teil: Der Schlaf und die Psyche

für die Herstellung des Botenstoffs Dopamin nötig ist, der bei »Restless Legs« eine Rolle spielt. Fünf bis zehn von 100 Menschen in Deutschland haben nachts unruhige Beine.[26] Im letzten Drittel der Schwangerschaft kommt Eisenmangel besonders häufig vor. Bei Maike war er ausgeprägt, weil sie sich vegan ernährte: Ohne Fleisch ist es nicht einfach, dem Körper genügend Eisen zur Verfügung zu stellen. Schon gar nicht in der Schwangerschaft, wenn der Bedarf wegen des Kindes erhöht ist. Maikes Beschwerden hätten leicht behoben werden können – mit einem Eisenpräparat, das die Probleme nach einigen Wochen hätte verschwinden und die werdende Mutter entspannt schlummern lassen. Schwangere sollten deshalb unbedingt auf eine ausreichende Eisenzufuhr achten und bei schlaflosen Nächten durch »Restless Legs« einen Termin in ihrer Frauenarzt- oder Hausarztpraxis machen. Eine Blutuntersuchung bringt dann Klarheit über den Eisenwert. Sollten Sie also selbst betroffen sein, empfehle ich Ihnen, Ihre Blutwerte checken zu lassen.

17. Kann ich mich glücklich schlafen?

Dass die Qualität unseres Schlafes tatsächlich Einfluss darauf hat, wie wir unseren Tag erleben, möchte ich Ihnen in diesem Kapitel zeigen. Und auch umgekehrt: Ob wir etwas positiv oder negativ erfahren, wirkt sich auf unsere Nachtruhe aus. Die gute Nachricht ist: Sie können diese Wechselwirkung selbst beeinflussen und dafür sorgen, dass Ihr Glückslevel steigt.

Unser Gehirn ist regelrecht süchtig nach Glückshormonen. Das merken Sie nicht bewusst, aber daran, dass Sie etwas Schönes gern immer wieder machen wollen. Egal, ob es sich dabei um eine neue Sportart, um Sex oder ein gewonnenes Videospiel handelt: Alles, was uns in eine freudige Aufregung versetzt, löst im Gehirn einen Dopaminkick aus. Dopamin ist einer der Botenstoffe, mit dem Nervenzellen miteinander kommunizieren. Er löst Vorfreude aus, motiviert, gibt uns Antrieb. Dopamin schüttet der Körper aus, wenn wir lachen, ein gutes Essen essen oder uns wohlfühlen. Ebenso beim Achterbahnfahren oder Fallschirmspringen. Die Geschwindigkeit und die Höhe versetzen uns in Aufregung – und die Hirnanhangdrüse setzt Endorphine frei, welche die Dopaminausschüttung noch verstärken. Zusätzlich sorgt die Angst für einen Adrenalinkick, und wir erleben ein High, als stünden wir unter Drogen. Vielleicht fragen Sie sich jetzt, was das alles mit dem Schlaf zu tun hat? Dieses High-Gefühl vom Achterbahnfahren oder Fallschirmspringen, das wir im Wachzustand erleben, wird im Gehirn über Nacht gespeichert. Das ist der Grund, weshalb wir es möglichst immer wieder erleben wollen und regelrecht süchtig werden. Doch sollten Sie bemerken, dass Sie diesen Kick immer wieder brauchen, ist Vorsicht geboten, denn aus der Gewöhnung können Abhängigkeiten entstehen, die für Ihre Gesundheit schädlich sind. Doch kommen wir auf die positive Rolle zurück, die der Schlaf bei unseren Glücksgefühlen spielt. Ohne ihn würden wir sie einfach vergessen. Der Schlaf speichert das Erlebte nämlich im sogenannten Emotionsgedächtnis. Sie wussten nicht, dass wir ein Körpergedächtnis und ein Emotionsgedächtnis haben? Hier ein Beispiel: Beißt uns ein Hund, tut das weh und unser Körpergedächtnis erinnert uns schmerzlich daran. Irgendwann sind die Schmerzen zwar vergessen, doch die Angst vor Hunden bleibt – weil das Erlebte im Emotionsgedächtnis abgespeichert ist. Zurück zum Glücklichsein und was das mit dem Schlaf zu tun hat: Nur durch den Tunnel des Schlafs gelangen alle

Gefühle des Tages in einen Emotionsspeicher, der sich im Gehirn befindet. Dort werden sie im Tiefschlaf, wenn das Gehirn keine anderen äußeren Reize mehr empfängt, sortiert und ausgewertet. Informationen, die mit einer Belohnung verknüpft sind, das stellten Schweizer Wissenschaftler[27] fest, prägt sich das Gehirn eher langfristig ein. Es lohnt sich daher, tagsüber und gerade vor dem Schlafengehen für positive Sinneseindrücke und gute Gefühle zu sorgen: durch einen für Sie angenehmen Duft, ein warmes Licht, eine schöne Farbe, zarte Berührungen, ein köstlich schmeckendes Essen oder entspannende Musik. Die Tatsache, dass Ihr Gehirn die mit positiven Sinneseindrücken verknüpften Informationen in der Nacht besonders gründlich abspeichert, können Sie sich sogar beim Lernen zunutze machen, wie ein Forscherteam des Universitätsklinikums Freiburg[28] bewies. In Experimenten mit zwei Schulklassen stellte sich heraus, dass Kinder, die Englischvokabeln pauken mussten, viel besser lernten, wenn dabei Rosenduft in der Luft lag, den sie als angenehm empfanden. Standen die Duftstäbchen während des Lernens auf dem Schreibtisch und ebenso nachts auf dem Nachttisch neben dem Bett, war der Lernerfolg der Kinder am größten: Sie erinnerten sich am nächsten Tag an deutlich mehr Vokabeln als ihre Klassenkameraden, die weder beim Lernen noch nachts etwas Schönes riechen durften. Das Schlafen und damit das Lernen klappt also viel besser, wenn die Sinne zuvor Positives erlebt haben. Man könnte auch sagen: Je glücklicher Sie tagsüber waren, desto besser schlafen Sie in der Nacht. Sie müssen dafür ja nicht gleich Fallschirmspringen – ein schöner Rosenstrauß könnte schon reichen.

18. Wie beeinflusst meine psychische Verfassung meinen Schlaf?

Wahrscheinlich kennen Sie das selbst: Wenn's im Alltag mal nicht so gut läuft, wirkt sich das auch auf Ihre Nachtruhe aus. Das sehe ich immer wieder an den Menschen, die mit Schlafproblemen zu mir in die Klinik kommen. Da war zum Beispiel der selbstständige Manager, der einen Burn-out hatte und deshalb nachts kein Auge mehr zumachte. Oder eine Lehrerin mit Depressionen, die sehr sportlich und perfektionistisch war, aber furchtbar schlecht schlief. Ihr Schlaf verbesserte sich jedoch, nachdem sie eine Woche Wandern war und vom Alltag loslassen konnte.

Einmal kam ein junger Mann zu mir in die Sprechstunde, der in einem großen Unternehmen mit starker Fluktuation arbeitete und dort sehr unter Druck stand. Länger als zwei Jahre war in dieser Firma kaum jemand auf derselben Position. Alle kämpften, um die nächste Stufe der Karriereleiter zu erklimmen, die Konkurrenz war groß. Auf den ersten Blick waren die Lebensumstände dieses Mannes ideal: Er war intelligent, hatte eine Freundin, traf sich abends mit seinem Freundeskreis oder trieb Sport – doch nachts kam er einfach nicht zur Ruhe. Seine Freundin litt darunter, dass er so unruhig schlief und sie damit immer wieder weckte. Er war ehrgeizig und fleißig, aber bis spät in die Nacht hinein völlig unruhig. Weil er Angst vor einem Burn-out hatte, kam er zu mir in die Tagesklinik und verbrachte drei Wochen bei uns. Er wollte sich regelrecht bewaffnen und möglichst viele Skills lernen, um wieder schlafen zu können. Mit diesem Wunsch war er bei uns an der richtigen Adresse. Das Erste, woran er arbeiten musste, war seine Schlafhygiene. So nennen wir Verhaltensregeln und Rituale, die gesunden Schlaf fördern. Der Mann gewöhnte sich mit unserer Hilfe an, mindestens zwei Stunden vor dem Zubettgehen den Sport zu beenden und die Arbeit gedanklich abzuhaken, damit sein Gehirn zur Ruhe kommen konnte. Er schaltete abends sein Smartphone aus, lernte Entspannungsübungen wie die »Body-Scan-Methode« (dazu mehr im Kapitel 87). Statt sich auf Social-Media-Kanälen zu tummeln, hörte er zum Einschlafen entspannende Musik. Wir brachten ihm auch bei, das nächtliche Grübeln zu stoppen (siehe Kapitel 21). Diese Maßnahmen halfen, dass sein überaktives Gehirn nach und nach zur Ruhe kam. In der Gruppentherapie lernte der Mann außerdem, Nein zu sagen und Grenzen zu setzen, was ihm bislang selten gelungen war. Heute kann er das. Außerdem schläft er schneller ein und besser durch, zur Erleichterung seiner Freundin, die neben ihm nun ebenfalls besser schlafen kann.

Dieses Beispiel zeigt, dass die Psyche unseren Schlaf enorm beeinflusst: Stehen wir ständig unter Strom, ist an eine entspannte Nachtruhe kaum zu denken. Sind wir dagegen ausgeglichen und glücklich, können wir meist auch richtig gut schlafen. Wer gut schlafen will, braucht nämlich sozusagen das Gefühl, alles im Griff zu haben. Oder zumindest eine gewisse Gelassenheit gegenüber all jenen Bereichen des Lebens, die sich sowieso nicht kontrollieren oder ändern lassen. Sich aufzuregen, bringt selten was, schon gar nicht für den Schlaf.

19. Sind psychosomatische (Schlaf-)Störungen keine echten Beschwerden?

Gehören Sie zu jenen, bei denen eine psychosomatische Schlafstörung diagnostiziert wurde, fragen Sie sich sicherlich, was denn jetzt eigentlich der Grund für Ihre Beschwerden ist. Sind Sie schon von einer Arztpraxis zur nächsten gelaufen, ohne dass eine körperliche Ursache für Ihre Schlafprobleme festgestellt wurde? Hat sich danach der Gedanke in Ihren Kopf geschlichen, Ihre Beschwerden seien gar nicht existent? Leider wird der Begriff »psychosomatisch« häufig missverstanden. Deshalb möchte ich zuerst erklären, was psychosomatische Störungen überhaupt sind. Manche verwechseln sie nämlich mit psychischen Erkrankungen. Bei psychosomatischen Störungen jedoch stehen körperliche Beschwerden im Vordergrund. Kopfschmerzen zum Beispiel können Symptome sein, genauso wie Herzklopfen, Tinnitus, chronische Schmerzen am ganzen Körper, Schwindel, Juckreiz, Gelenkschmerzen, Bauchweh, Verdauungsbeschwerden wie Durchfall oder Verstopfung – die Liste ist lang. Findet sich für solche gesundheitlichen Probleme keine einzige organische Erklärung, dann sprechen wir Ärztinnen und Ärzte von einer psychosomatischen Störung. Jetzt werden viele sagen: »Aha, man bildet sich das also alles nur ein?« Eben nicht: Psychosomatische Beschwerden sind real. Tinnitus beispielsweise ist keine Einbildung; Betroffene hören tatsächlich sehr laute Geräusche, Pfeifen oder Rauschen im Ohr. Anders als bei einer organischen Ursache haben jedoch seelische Belastungen die Probleme hervorgerufen. Einbildung ist etwas ganz anderes – davon sprechen wir in der Medizin bei der Hypochondrie. Hypochonder, das haben Sie sicher schon einmal gehört, bilden sich ein, dass sie die schwersten Erkrankungen haben. Sie lesen medizinische Bücher, gehen von Ärztin zu Arzt und lassen sich immer wieder untersuchen, weil sie fest davon überzeugt sind, dass sie eine Erkrankung haben. Im Gegensatz zu Menschen mit psychosomatischen Störungen haben die Hypochonder aber keine Symptome. Sie klagen nicht über Bauch- oder Kopfschmerzen. Eher beherrscht sie ein wahnhaftes Denken, sie könnten schwer krank sein. Während die Hypochondrie nicht sehr weit verbreitet ist, kommen psychosomatische Beschwerden häufig vor. Um den Symptomen auf den Grund zu gehen, hilft wieder das biopsychosoziale Modell, das ich in der Einleitung bereits erklärt habe: Die Ursache ist immer in allen drei Bereichen zu suchen – im Körper, in der Seele und im sozialen Umfeld. Wenngleich psychosomatische Beschwerden verbreitet sind, ist nicht jeder Mensch anfällig dafür. Meiner Meinung nach entwickeln vor allem jene psychosomatische Probleme, die große Distanz zu ihren Emotionen haben. Personen zum Beispiel, die schon in der Kindheit gelernt haben, ihre Gefühle zu unterdrücken, und auch als Erwachsene kaum in der Lage sind, sie wahrzunehmen. Übrigens hat nicht jedes psychosomatische Symptom Krankheitswert. Der entsteht erst, sobald die oder der Betroffene darunter leidet. Sie fragen sich, was das alles mit dem Schlaf zu tun hat? Nun, für die häufigste Schlafstörung, die sogenannte Insomnie, lässt sich meistens keine körperliche Ursache finden. Insomnien sind immer psychosomatisch, sofern sie nicht durch Medikamente, Kaffee, Alkohol oder Drogen hervorgerufen wurden. Die psychosomatische Schlaflosigkeit geht oft mit übermäßigem Nachdenken im Bett einher, also ständigem Grübeln, was auch als Gedankenkarussell bezeichnet wird.

Ein älterer Mann erschien in meiner Sprechstunde, der seit 30 Jahren nicht mehr durchschlafen kann. Seine Insomnie be-

gann nach einer körperlichen Handgreiflichkeit, als er einen Faustschlag ins Gesicht bekam. Und mit dem fing bei dem Mann die Schlafstörung an, obwohl seine Verletzung längst verheilt war. Er begann, sich beim Einschlafen Sorgen zu machen, und konnte nicht mehr damit aufhören. In all den Jahren hatte er regelrecht gelernt, nachts im Bett über seine Probleme nachzudenken – und so hat seine Seele den Körper um den Schlaf gebracht. Dieses Grübeln nahm immer mehr Raum ein und wurde zur Gewohnheit, die er nicht mehr abstellen konnte. Nach 30 Jahren Schlaflosigkeit setzte er seinem Leiden endlich ein Ende, begab sich in Behandlung und lernte das Schlafen neu. Dazu noch mehr in Kapitel 21.

20. Sind körperliche Beschwerden Fehlbotschaften der Psyche?

Nein, körperliche Beschwerden haben immer einen Grund. Entweder einen ganz offensichtlichen oder einen, den es erst noch zu finden gilt. Hat sich jemand zum Beispiel ein Bein gebrochen, geht das mit starken körperlichen Schmerzen einher. Die Verletzung ist offensichtlich und die Botschaft des Körpers eindeutig: Er schreit förmlich, dass etwas nicht in Ordnung ist, und will um jeden Preis verhindern, dass das verletzte Bein erneut belastet wird. So will er stärkere Schmerzen verhindern, Heilung ermöglichen und weitere Schäden vermeiden. Auch bei psychosomatischen Beschwerden, für die es keine körperliche Ursache gibt, handelt es sich nicht um Fehlbotschaften der Psyche. Die Vermutung liegt zwar nahe, weil es auf den ersten Blick keinen Grund für die Symptome gibt. Doch die Signale sind nicht falsch – wir müssen sie nur richtig deuten. Spürbares starkes Herzklopfen zum Beispiel ist ein häufiges psychosomatisches Symptom. Natürlich sollten Sie mit auffälligem Herzklopfen nicht zuerst zum Psychiater gehen – zuallererst gilt es abzuklären, ob nicht eine organische Ursache zugrunde liegt. Der Hausarzt oder die Hausärztin sollte Sie gründlich untersuchen und ein Elektrokardiogramm (EKG) machen, das die elektrische Aktivität Ihres Herzmuskels misst. Oder Sie direkt in eine kardiologische Praxis überweisen, wo eine ausführlichere Diagnostik stattfinden kann. Ist im EKG jedoch alles in Ordnung und finden sich auch bei anderen Untersuchungen, wie etwa einem Herzultraschall oder in einer Blutprobe, keine Ursache für das Herzklopfen, dann ist es psychosomatischer Natur. Häufig steckt eine Angststörung dahinter oder eine Panikattacke. Ob jemand psychosomatisches Herzklopfen entwickelt oder eher zu Tinnitus oder Bauchschmerzen neigt, ist individuell unterschiedlich: Jeder Mensch hat seine ganz individuellen Anfälligkeiten. Die eine sagt etwa, sie hätte einen empfindlichen Magen und bekäme bei Stress Bauchschmerzen, der andere neigt bei Überforderung zu Kreislaufproblemen. Und wieder andere entwickeln Hals- oder Rückenschmerzen, wenn sie sich seelisch belastet fühlen. Welche Symptome auch immer sich ausprägen, eins ist ganz wichtig: Fehlbotschaften sendet unsere Seele nicht. Deshalb sind psychosomatische Beschwerden unbedingt ernst zu nehmen.

21. Psychosomatisches Einschlafproblem – wie bringe ich das nächtliche Gedankenkarussell zur Ruhe?

Vielleicht kommt Ihnen das bekannt vor: Sie liegen müde im Bett und möchten endlich einschlafen, kuscheln sich in die Decke, schließen die Augen – und schon geht es los: Ein Gedanke jagt den nächsten. »Ist für das Meeting morgen alles vorbereitet?« »Hat das Kind die Hausaufgaben gemacht?« »Wann muss es zum Zahnarzt?« »Was, wenn das Projekt morgen im Büro nicht fertig wird?«

Sie ermahnen sich zur Ruhe, um fit und ausgeschlafen den bevorstehenden stressigen Arbeitstag zu meistern. Das Schlimmste wäre zu verschlafen, was gar nicht so einfach sein wird, wenn die Nacht vor lauter Nachdenken immer kürzer wird. Die Gedanken rasen, und die immer gleichen Sorgen kreisen im Kopf herum, ohne dass es eine Lösung gäbe. Wie stoppt man diese Grübelschleife? Besser wäre es jedoch, dass sich das quälende Gedankenkarussell vorm Einschlafen gar nicht erst zu drehen beginnt. Hier können Sie Abhilfe schaffen, wenn Sie sich klarmachen, dass noch etwas in Ihrem Kopf kreist, mit dem Sie sich nicht vollständig auseinandergesetzt haben. Das Gehirn ist in diesem Zustand mit einem heiß gelaufenen Auto vergleichbar, das Sie nach stundenlanger Fahrt im Sommer in die Garage stellen. Kennen Sie die Geräusche, wenn der heiße Motor nach dem Abschalten noch brummt und tickt? Es dauert eine Weile, bis er abgekühlt ist. So verhält sich auch Ihr Kopf beim Einschlafen. Wenn Ihr Tag beispielsweise sehr stressig war und Aufgaben unerledigt geblieben sind, kommen Sie abends im Bett nicht zur Ruhe. Nachts zu grübeln bedeutet, dass das Gehirn noch arbeitet und diesen Tag noch nicht abgeschlossen hat. Besser einschlafen könnte man, wenn man sich beim Zubettgehen sagen könnte: »Das war ein schöner Tag. Es war zwar anstrengend heute, aber ich habe viel erledigt, und jetzt kann ich mich entspannen.« Wer so denkt, gerät gar nicht erst ins Grübeln, weil der Tag gedanklich abgehakt ist. Ist er das jedoch nicht, beginnt der Teufelskreis. Es muss sich dabei gar nicht um gravierende Probleme oder Lebenskrisen handeln – die kleinen Sorgen des Alltags reichen schon, um uns um den Schlaf zu bringen. Ich kenne das selbst: Wenn ich an einem Tag in der Klinik mit zehn verschiedenen Patientinnen und Patienten gesprochen und mir zehn verschiedene Lebensgeschichten angehört habe, dann sind die gedanklich nicht alle abgehakt, wenn ich abends nach Hause komme. Direkt nach der Arbeit könnte ich deshalb auch nicht abschalten und schlafen, weil mir der Tag in der Klinik noch eine Weile nachhängt. Doch im Laufe des Abends lässt bei mir das Grübeln nach, und wenn ich ins Bett gehe, beschäftige ich mich in der Regel nicht mehr mit meiner Arbeit.

Das können Sie sich auch angewöhnen! Und zwar so: Versuchen Sie, zwei Stunden vor dem Schlafengehen über nichts mehr nachzudenken, was mit Alltagssorgen oder Arbeit zu tun hat. Klingt leichter gesagt als getan? Da haben Sie recht! Einfacher wird es, wenn Sie sich ein schönes Notizbuch oder ein Schreibheft zulegen, in das Sie jeden Abend Ihre aktuellen Sorgen schreiben. Es muss kein seitenlanger Tagebucheintrag sein – ein paar Stichpunkte für jeden Tag genügen. Machen Sie es sich zur Gewohnheit: Gehen Sie zum Beispiel gegen 23 Uhr ins Bett, dann füllen Sie Ihr Sorgenheft für diesen Tag spätestens bis 20 Uhr aus. Anschließend legen Sie es mitsamt Ihrer Sorgen in eine Schublade. Unbedingt außerhalb des Schlafzimmers, denn Sorgen haben dort nichts zu suchen! Das Aufschreiben wird Ihnen helfen, die Gedanken vor dem Zubettgehen zu reinigen und Ihre Probleme nicht mit ins Bett zu nehmen. Danach ist wichtig, dass Sie zwei Stunden vor dem Schlafengehen möglichst nichts tun, was mit Ihren Verpflichtungen zu tun hat. Schauen Sie also nicht mehr in Ihre Arbeitsmails, sondern tun Sie etwas, das Sie entspannt. Können Sie nachts trotzdem nicht schlafen, dann sollten Sie einen Fehler unbedingt vermeiden: immer wieder auf die Uhr zu schauen. Denn wer sich die ganze Zeit ausrechnet, wie viele – oder wie wenige – Stunden Schlaf noch übrig bleiben, verschlimmert die Einschlafprobleme zusätzlich. Bleiben Sie lieber im Dunkeln im Bett liegen und versuchen Sie zu entspannen. Was Sie tun sollten, wenn Sie nachts länger als eine gefühlte halbe Stunde wach liegen, das lesen Sie in Kapitel 51. So viel sei schon mal verraten: Ihr Sorgenheft sollten Sie nachts lieber nicht mehr hervorholen – sonst wird das zur Gewohnheit. Sich in der Nacht mit den Sorgen zu beschäftigen, ist jedoch für einen erholsamen Schlaf kontraproduktiv. Daher sollte das Sorgenheft mit Ihren Notizen unbedingt bis zum nächsten Abend in der Schublade bleiben.

22. Kann Schlaf meine Intuition und Entscheidungsfähigkeit stärken?

Intuition – das mag für manche Menschen etwas mystisch und vage klingen. Dabei ist mit Intuition die wichtige Fähigkeit gemeint, Dinge gefühlsmäßig sehr schnell zu erfassen. Man könnte sie auch als unseren sechsten Sinn bezeichnen, manche sprechen auch von innerer Stimme, Eingebung oder Instinkt.

Über Intuition verfügen grundsätzlich alle Menschen. Allerdings nehmen nicht alle Menschen sie bewusst wahr oder hören auf sie. Dabei lohnt sich das! Umgangssprachlich heißt die

Intuition auch »Bauchgefühl«, weil Entscheidungen nicht mit dem rationalen Verstand, sondern unbewusst und spontan aus einem Gefühl heraus getroffen werden. Mit dem Wort »Bauchgefühl« liegen wir schon ganz richtig: Neueste Studien verweisen immer wieder darauf, dass es zwischen dem Darm und dem Gehirn eine Verbindung gibt. Und dass sich die Darmflora, also die Gesamtheit der Mikroorganismen in unserem Verdauungstrakt, und unsere psychische Verfassung gegenseitig beeinflussen. Im negativen Sinne kennen Sie das vielleicht: Wenn Menschen gestresst sind, haben sie oft auch Verdauungsprobleme wie Durchfall oder Verstopfung. Eine weitere Rolle für die Intuition spielt zudem wahrscheinlich der sogenannte Solarplexus, auch »Sonnengeflecht« genannt. Es handelt sich dabei um ein enges Geflecht aus Nervenfasern in den Eingeweiden zwischen Brustbein und Bauchnabel, sozusagen das Zentrum unseres autonomen Nervensystems. Das autonome Nervensystem ist evolutionsbiologisch gesehen viel älter als unser Großhirn. Es besteht aus zwei Teilen: dem aktivierenden Sympathikus und dem beruhigenden Parasympathikus. Beide zusammen steuern je nach Bedarf unbewusst sämtliche Körpersignale, zum Beispiel den Herzschlag, die Atmung oder die Reaktionsschnelligkeit unserer Muskeln. Noch ist nicht genau erforscht, wie genau der Solarplexus und der Darm zu unserer Intuition beitragen, doch so viel ist klar: Wann immer wir mit anderen Menschen kommunizieren oder Entscheidungen treffen, ist unsere Intuition eingeschaltet. Wir müssen nur auf sie hören. Wahrscheinlich liegt Ihnen an dieser Stelle die Frage auf der Zunge, was das mit Ihrem Schlaf zu tun hat. Die Antwort lautet: Der Schlaf verbessert unsere Intuition und gleichzeitig unsere psychische Verfassung. Denn er aktiviert den Parasympathikus, jenen Teil des autonomen Nervensystems, der beruhigend auf den ganzen Körper wirkt. Je tiefer und länger wir schlafen, je besser also die Schlafqualität ist, desto mehr stärkt das den Parasympathikus. Am Tag nach einer guten Nacht sind wir psychisch entspannter und unsere Intuition funktioniert viel besser als nach schlechten Nächten. Wir nehmen unser Bauchgefühl auch besser wahr, wenn wir ausgeschlafen sind. Wann immer Sie eine wichtige Entscheidung treffen müssen, lohnt es sich also, zu überlegen: Wie habe ich letzte Nacht geschlafen? Fühlen Sie sich erholt und ausgeschlafen, dann können Sie eher auf Ihr Bauchgefühl vertrauen. Haben Sie jedoch schlecht geschlafen, sollten Sie vielleicht lieber auf Ihren Verstand hören und nicht ausschließlich der Intuition folgen – denn die kann nach einer unruhigen Nacht danebenliegen. Für diejenigen, die ihre Intuition bisher eher ignoriert haben, aber in Zukunft mehr auf sie achten wollen, habe ich folgenden Rat: Üben Sie einfach immer wieder, Ihr Bauchgefühl wahrzunehmen. Was spüren Sie zum Beispiel, wenn Sie mit einem anderen Menschen sprechen? Welche Emotionen weckt das Gegenüber bei Ihnen? Haben Sie ein gutes Gefühl, wenn Sie mit jemandem persönlich reden, oder regt sich irgendwo in Ihrem Innern ein leises Misstrauen? Je mehr Sie sich angewöhnen, auf Ihre Intuition zu achten, desto hilfreicher kann sie Ihnen bei Entscheidungen sein. Mit ein bisschen Geduld, Übung und Routine wird Ihnen das gewiss gelingen, das verspreche ich Ihnen.

23. Schlafe ich besser allein oder mit anderen zusammen?

Diese Frage kann nicht eindeutig beantwortet werden. Untersuchungen zufolge hängt die Schlafqualität auch von dem Geschlecht ab. Schlafen beispielsweise heterosexuelle Paare in einem Bett, dann profitieren eher die Männer als die Frauen davon.[29] Denn in der Regel fühlen sich Männer besser, wenn sie nicht allein schlafen. Für Studien zu dieser Frage haben schon viele Paare die Nacht im Schlaflabor verbracht. Verkabelt und mit Elektroden versehen, damit die Wissenschaftler ihre Hirnströme messen konnten, haben die Paare mal zusammen in einem, mal in zwei getrennten Betten des Labors geschlafen. Die Schlafqualität der Männer war jedes Mal messbar besser, wenn sie das Bett mit jemandem teilten. An der Seite eines anderen Menschen schliefen sie tiefer, länger und besser als in einem Bett für sich allein. Bei den Frauen hingegen verhielt es sich anders. Sie schliefen eher unruhig und wurden leicht wach, wenn eine weitere Person im Bett lag. Viel entspannter schliefen sie in einem Bett für sich allein.

Die Wissenschaft erklärt das mit dem genetischen Code unserer Vorfahren aus der Steinzeit. Die Jäger, häufig Männer, schliefen damals in der Gruppe, um nachts besser vor Raubtieren geschützt zu sein. Dass es sicherer ist, nicht allein zu schlafen, steckt offenbar noch immer in ihren Genen, sozusagen im kollektiven Gedächtnis. Dabei handelt es sich um eine Art Ur-Unterbewusstsein, das auf dem Wissen und den Instinkten unserer Vorfahren beruht. Wir müssen uns dieses Wissen nicht erschließen, sondern werden schon damit geboren, es gehört gleichsam zu unserer Natur. In den Frauen steckt bis heute, dass sie nachts stets wachsam sein und auf den Nachwuchs achten müssen. Selbst wenn sie gar kein Baby haben und nie eins hatten, ist ihr Schlaf leichter als der von Männern. Bei den im Schlaflabor untersuchten Paaren waren Schlaftiefe, Schlafdauer und Schlafqualität der Frauen nur gut, wenn sie ganz allein im Bett lagen. Interessanterweise widersprachen sich die Messergebnisse aber mit ihrem Empfinden: Die meisten Frauen waren davon überzeugt, dass sie neben ihrem Partner besser schliefen. Dass sich das subjektive Gefühl und die objektiven Daten so unterscheiden, liegt vermutlich daran, dass Frauen körperliche Nähe schätzen, weil sie sich dann sicher und geborgen fühlen. Ihren Schlaf macht das aber nicht besser: Es sind nämlich öfter die Männer, die schnarchen, sich im Bett herumwälzen und im Schlaf Beine oder Arme bewegen. Die motorische Aktivität ist offenbar vom Geschlecht abhängig: Schon als Embryos im Bauch der Mutter sind Jungs aktiver als Mädchen. Frauen sind also im Schlaf eher wachsam und Männer eher unruhig – ein riesiges Dilemma bei heterosexuellen Paaren! Denn der oberflächliche Schlaf der Frau wird durch den unruhigen Schlaf des Mannes immer wieder gestört. Glaubt man den Studien, müssten am besten von allen homosexuelle Männerpaare schlafen. Leider kenne ich hierzu allerdings keine Daten. Die heterosexuellen Paare dürfen mich bitte nicht missverstehen: Ich will ihnen nicht strikt zu getrennten Betten raten. Allerdings sollte man als Partnerin nicht darunter leiden, wenn der Partner unerträglich schnarcht und einem in jeder Nacht den Schlaf raubt. Dann sollte frau lieber auf nächtliche Nähe verzichten, denn dafür ist der Schlaf zu wichtig. Sie müssen sich auch nicht sorgen, dass getrennte Schlafzimmer der Anfang vom Ende Ihrer Beziehung sind. Im Gegenteil: Wenn beide Partner gut geschlafen haben, streiten sie sich weniger. Und weniger Streit verhilft zu besserem Schlaf, so einfach ist das.

Wie verhält es sich aber, wenn die ganze Familie in einem Bett schläft? Das sogenannte Bed-Sharing – zu unterscheiden übrigens

1. Teil: Der Schlaf und die Psyche

vom Co-Sleeping, bei dem alle im selben Zimmer, aber in verschiedenen Betten schlafen – liegt momentan im Trend. Eltern, Kinder, vielleicht sogar noch Haustiere übernachten dann alle zusammen in einem großen Familienbett. Ich kann davon nur abraten – zum Wohle aller Beteiligten. Für einen Säugling ist es natürlich wichtig, dass seine Mutter in der Nähe ist. Aber dafür gibt es Beistellbettchen, die neben dem Elternbett stehen, sodass die Mutter das Baby zum Stillen schnell zu sich nehmen kann, sobald es nachts wach wird. Nach dem Stillen sollte der Säugling aber wieder ins eigene Bett – in dem nicht mal Kuscheltiere etwas zu suchen haben. Denn alles, was die Atmung des Babys behindern könnte, ist gefährlich, egal, ob es sich dabei um ein Stofftier, den Arm der Mutter oder ein Kissen der Eltern handelt. Mit den Eltern in einem Bett zu schlafen, ist für ein Neugeborenes regelrecht gefährlich. Denn im Tiefschlaf kontrolliert ein Erwachsener nicht, wo sein Arm liegt oder wohin er das Kissen schiebt.

Die meisten Babys schlafen in ihrem ersten Lebensjahr nachts schlecht. Sobald es nach und nach besser mit dem Durchschlafen wird, wäre es gut, wenn das Kind im eigenen Zimmer schläft. Die ganze Familie schläft sonst schlecht, und das Kind kann weder seine Autonomie aufbauen noch Selbstständigkeit lernen. Damit es keine Verlustängste erleidet, sollten die Eltern es langsam daran gewöhnen. Ein Säugling kann anfangs nämlich noch nicht zwischen seinem Körper und dem der Mutter unterscheiden. Wird er zu früh zu lange von ihr getrennt, kommt es zu einer starken Stressreaktion, die einer Traumatisierung gleichkommen kann. Ist ein Kind abgestillt, empfehle ich aber, dass es in seinem eigenen Zimmer schläft. Das ist besser für den Schlaf der Kinder und den der Eltern. Rituale machen das Alleineschlafen leichter für die Kleinen: Sie jeden Abend auf die gleiche Weise und zur gleichen Zeit ins Bettchen zu legen, ihnen eine Geschichte vorzulesen, einen Gutenachtkuss zu geben, dann langsam rauszugehen und das Licht auszumachen, gibt ihnen Struktur und Sicherheit. Die Zimmertür darf leicht geöffnet bleiben, und hilfreich sind auch kleine Nachtlichter für die Steckdose, damit es nicht stockdunkel ist, falls das Kind nachts wach wird.

Wie verhält es sich mit Haustieren? Diese Frage muss ich mit einem klaren Nein beantworten. Zwar schütten Besitzer von Hunden oder Katzen messbar das Kuschelhormon Oxytocin aus, wenn sie ihr geliebtes Haustier kraulen. Eine Welle der Liebe, Zuneigung und Treue überflutet sie durch dieses Hormon, weshalb es tatsächlich sein mag, dass Herrchen und Frauchen gut schlafen, wenn sie das Bett mit ihrem Tier teilen. Dass das hygienisch ist, wage ich aber zu bezweifeln.

24. Wirkt sich der Schlaf auf mein sexuelles Verlangen aus?

Aber ja! Eine wichtige Voraussetzung für die Lust auf Sex ist eine gewisse Entspannung, damit wir uns fallen lassen können. Und entspannt sind wir vor allem, wenn wir ausgeschlafen sind. Deshalb haben wir mehr Lust auf Sex, wenn wir gut geschlafen haben, und können ihn auch besser genießen. Zu wenig Schlaf ist nur gut für unser Sexleben, wenn es sich um eine vorübergehende Phase handelt. Wenn wir beispielsweise viel zu tun haben, sehr aktiv sind und unser Lebenstempo einfach etwas höher ist und wir aus diesem Grund weniger schlafen als sonst, kann das dazu führen, dass wir uns wie aufgeputscht fühlen. Der Körper setzt dann mehr Testosteron frei, was kurzzeitig die Lust auf Sex erhöht. Schlafen wir hingegen dauerhaft schlecht, ist das für unser Sexleben – nun ja: sehr ermüdend. Denn Müdigkeit bedeutet Antriebslosigkeit, bedeutet Lustlosigkeit. Doch das Gute ist: Schlaf und Sex haben eine wechselseitige Beziehung. Sie können mit Ihrem Schlaf nicht nur Ihr Sexleben beeinflussen, sondern umgekehrt mit Ihrem Sexleben auch den Schlaf. Sex vor dem Einschlafen fördert die Durchblutung nicht nur in den Geschlechtsorganen, sondern auch in Händen und Füßen, sodass das Einschlafen wesentlich leichter gelingt. Die Entspannung der Muskulatur nach dem Sex lässt Sie ebenfalls schneller einschlafen. Zudem vertreiben die angenehmen und lustvollen Sinnesreize negative Gedanken und beugen so nächtlichem Grübeln vor. Die wenigsten Menschen denken beim Sex an die Arbeit oder an Alltagssorgen, wodurch das zum Einschlafen nötige »Abschalten« besser klappt. Hinzu kommt, dass beim Sex zwei wichtige Hormone freigesetzt werden, Oxytocin und Dopamin. Ersteres ist als Bindungs- oder Kuschelhormon bekannt und wird auch bei stillenden Frauen freigesetzt, sobald das Baby die Brustwarze mit dem Mund aufgenommen hat. Oxytocin stärkt die Beziehung zwischen Mutter und Kind, aber auch die zwischen Sexualpartnerinnen oder -partnern. Interessanterweise wird es zwar von Männern und Frauen beim Geschlechtsverkehr freigesetzt, allerdings zu unterschiedlichen Zeitpunkten: Bei Männern strömt das Kuschelhormon vor allem vor dem Sex durchs Blut, bei Frauen eher danach. Bei beiden bewirkt es die Aufrechterhaltung der Beziehung. Das trägt zur allgemeinen Zufriedenheit und Ausgeglichenheit bei, was wiederum die Voraussetzung für guten Schlaf zu zweit ist. Das zweite Hormon, das beim Sex ausgeschüttet wird, Dopamin, ist das Lusthormon schlechthin. Es führt zu Glücksgefühlen, die zwar nur kurz andauern, aber überwältigend sein können. Die Freisetzung beider Hormone, Dopamin und Oxytocin, ruft eine allgemeine geistige und körperliche Entspannung hervor. Dass Sex die Durchblutung im ganzen Körper verbessert, wirkt gesundheitsfördernd und beruhigend. Es gibt allerdings Zeiten im Leben, in denen Sex den Schlaf eher stört: nämlich dann, wenn wir frisch verliebt sind und sich der ganze Körper im Ausnahmezustand befindet. Frisch Verliebte schlafen nachweislich schlechter, die akute Verliebtheitsphase in den ersten sechs bis zwölf Monaten einer Beziehung kann sogar mit heftigen Schlafstörungen verbunden sein. Verliebte haben einen aktiveren Stoffwechsel und einen höheren Puls. Sie verbrauchen mehr Energie und verspüren eine innere Unruhe. Nicht selten »leiden« sie an »Zwangsgedanken«, weil sie ständig an den Schwarm denken müssen, sogar beim Einschlafen. Diese Gefühle sind noch ausgeprägter, wenn man unsicher ist, ob das Gegenüber die Liebe erwidert. Dann können sich sogar Symptome wie Appetitverlust, Gewichtsabnahme und Schlafstörungen zeigen, wie wir sie von einer Depression kennen. Doch keine Sorge: Das ist ganz normal und gehört zum Leben.

25. Wie viel Schlaf ist normal?

Wie viel Schlaf jemand braucht, ist genetisch bedingt, aber bei den meisten ähnlich. Vielleicht haben aber auch Sie schon von Personen gehört, die mit nur vier Stunden Schlaf pro Nacht auskommen. Schwer zu glauben, doch diese Menschen gibt es wirklich. Wir nennen sie in der Schlafmedizin die Kurzschläfer. Leonardo da Vinci soll mit wenig Schlaf ausgekommen sein, ebenso wie Napoleon. Kurzschläfer fühlen sich tatsächlich nach nur vier

1. Teil: Der Schlaf und die Psyche

bis sechs Stunden Schlaf völlig fit und ausgeruht. Manchmal wünschte ich mir, das wäre bei mir auch so! Andererseits wissen Kurzschläfer oft gar nicht, was sie mit der gewonnenen Zeit anfangen sollen. 20 Stunden jeden Tag mit etwas Sinnvollem füllen zu müssen, während alle anderen schlafen, kann mühsam sein.

Die meisten Menschen allerdings brauchen mehr Schlaf: Gut zwei Drittel der Erwachsenen in Deutschland müssen nachts sieben bis acht Stunden schlafen, damit sie sich morgens ausgeschlafen fühlen.[30] Das übrige Drittel unterteilt sich in Kurz- und Langschläfer, die entweder weniger oder mehr Schlaf als der Durchschnitt brauchen. Verschiedene wissenschaftliche Untersuchungen belegen jedoch, dass sieben bis acht Stunden Schlaf nötig und ausreichend sind,[31] um tagsüber die beste psychische Verfassung, das beste Gedächtnis und die maximale sportliche Leistungsfähigkeit zu erreichen. So individuell ist das Schlafbedürfnis also gar nicht.

Dennoch ist es wichtig, darauf Rücksicht zu nehmen: Kurzschläfer werden es nämlich nicht schaffen, acht Stunden am Stück zu schlafen, und Langschläfer werden nie nach nur sechs Stunden leistungsfähig sein. Die Wahrscheinlichkeit, dass Sie zu den anderen zwei Dritteln gehören und mit sieben bis acht Stunden Schlaf gut zurechtkommen, ist allerdings groß, sodass Sie sich über Ihren persönlichen Bedarf an Schlaf eigentlich keine Gedanken machen müssen. Ich vergleiche das gern mit dem Essen: Manche brauchen eben nur kleine Mahlzeiten, um satt zu werden, während andere größere Portionen benötigen, weil ihr Stoffwechsel mehr Energie verbraucht. Das ist einfach eine Tatsache. Manchmal höre ich allerdings von Patienten, dass ihr Partner oder ihre Partnerin ein anderes Schlafbedürfnis hat als sie, und dass sie sich deshalb immer wieder gegenseitig stören. Die eine ist nach sechs Stunden hellwach, während der andere noch drei Stunden mehr braucht – kennen Sie das? Ideal wäre natürlich, wenn in einer Partnerschaft beide genau gleich viel Schlaf bräuchten. Das individuelle Schlafbedürfnis lässt sich jedoch nicht verändern, auch nicht aus Liebe. Es bleibt einem Paar mit unterschiedlichem Schlafbedarf also nichts anderes übrig, als aufeinander Rücksicht zu nehmen: Wer früher wach wird und nicht mehr schlafen kann, steht einfach leise aus dem Bett auf und schleicht sich auf Zehenspitzen aus dem Schlafzimmer, sodass der oder die andere nicht gestört wird. Schwierig wird das allerdings, wenn der Kurzschläfer ein Mann ist und die Langschläferin eine genetisch bedingt eher oberflächlich schlafende Frau, wie Sie vielleicht schon gelesen haben (siehe Kapitel 23). Dann sollten sich beide mit der Frage auseinandersetzen, ob es sich in getrennten Betten nicht doch besser schläft.

26. Sollten Eulen und Lerchen auf ihren Biorhythmus Rücksicht nehmen?

Vielleicht kennen Sie das von sich selbst: Obwohl Sie genug geschlafen haben, fühlen Sie sich morgens noch nicht ganz wach. Sie befinden sich damit in guter Gesellschaft. Winston Churchill blieb grundsätzlich bis elf Uhr morgens im Bett, Simone de Beauvoir hasste den Morgen und auch R. R. Tolkien liebte es auszuschlafen. Ihre Produktivität und ihren Erfolg hat das nicht geschmälert. Wir sprechen dann von den sogenannten Nachteulen, die erst im Laufe des Tages optimal leistungsfähig werden. Sie werden also erst später körperlich und geistig wach als andere. Da fast alle sogenannten Nachteulen Langschläfer sind – schließlich müssen auch sie auf ihre sieben bis acht Stunden Schlaf kommen, gelten sie jedoch in den Augen vieler als faul. Im Gegensatz zu den Eulen gelten die Lerchen, sozusagen ihre Gegenspieler, als ausgesprochen fleißig: Sie stehen schon bei Sonnenaufgang ohne zu murren auf, starten beschwingt in den Tag und haben um zehn Uhr vormittags bereits eine Menge erledigt. Dass sie abends um neun kaum noch die Augen offen halten können und todmüde ins Bett fallen, wenn die Action für Eulen erst so richtig losgeht, bleibt meist ihr Geheimnis.

Konfliktpotenzial besteht immer dann, wenn diese beiden extremen Chronotypen – Lerchen und Eulen – zur selben Familie gehören, unter einem Dach wohnen und sich mit Unverständnis begegnen. Da hilft nur eins: sich gegenseitig zu respektieren und allen die Freiheiten zu lassen, die der individuelle Biorhythmus einfordert. Es bringt nichts, als Partner von einer Lerche zu verlangen, jeden Abend bis Mitternacht wach zu bleiben und sonntags bis elf Uhr auszuschlafen. Genauso wenig förderlich ist es für die Familienharmonie, wenn ein früh aufstehender Kurzschläfer-Vater von seiner Tochter, die Eule und Langschläferin ist, fordert, sonntags mit allen am Frühstückstisch zu sitzen. »Schlafdiversität«, wie ich das nenne, ist innerhalb einer Familie ganz normal, man muss sie einfach akzeptieren. Einander zu sehen und die Bedürfnisse der anderen zu achten ist für mich der Schlüssel zum Erfolg und die einzige gute Lösung, wenn Menschen langfristig zusammenleben.

Die Eulen sind übrigens keineswegs faul, sondern laufen zur Hochform auf, wenn die Mehrzahl der Menschen den Tag schon ausklingen lassen. Und sie sind bei Weitem in der Unterzahl. 70 Prozent der Menschen sind allerdings weder Eule noch Lerche, sondern zählen zu den Normalos. Sie werden gegen 23 Uhr müde und stehen gegen sieben Uhr morgens wieder auf. Die anderen 30 Prozent der Menschheit teilen sich in Lerchen und Eulen: 15 Prozent sind ausgeprägte Frühaufsteher, die um sieben Uhr längst gefrühstückt haben und meistens nicht mal einen Wecker brauchen. Die verbleibenden 15 Prozent gehören zu den Nachteulen. Müssen die um sieben Uhr aufstehen, ist das für sie eine Qual. Denn vor ein Uhr nachts überkommt sie selten der Schlaf. 85 Prozent der Menschheit – nämlich die 70 Prozent Normalos und die 15 Prozent Lerchen – stehen damit deutlich früher auf als die Eulen, wenn man sie denn nur ausschlafen ließe. Nachtmenschen sind also beinahe eine Seltenheit. In unserer Gesellschaft wird natürlich eher der Arbeitsrhythmus der Lerchen positiv bewertet.

Was viele nicht wissen: Weder Eulen noch Lerchen können etwas für ihren Biorhythmus. Wann wir fit und produktiv sind und wann uns vor Müdigkeit die Augen zufallen, bestimmen unsere Gene. Welcher Chronotyp wir sind – Morgenmuffel oder Frühaufsteher oder Normalo –, ist angeboren. Selbst wenn wir wollten: Wir können es kaum ändern. Mit Disziplin und Willenskraft lässt sich der Biorhythmus ein bisschen verschieben. Aber die Tendenz zu Lerche oder Eule bleibt ein Leben lang bestehen, egal, wie sehr wir uns bemühen.

Auf diesem Hintergrund drängt sich eine Frage auf: Wäre es nicht sinnvoll, den eigenen Chronotypen zu akzeptieren und die Arbeitszeiten an den Biorhythmus anzupassen, statt umgekehrt? Ganz bestimmt! Denn wer immer gegen seine innere Uhr lebt, tut sich keinen Gefallen. Auf Dauer wird dadurch die Konzentration ab- und die Anzahl der Krankheitstage zunehmen. Sogar das Risiko für Depressionen steigt, wenn die Arbeitszeiten nicht zum Chronotyp passen. Es wäre in jedem Fall besser, die individuell produktivste Zeit des Tages für wichtige Tätigkeiten zu nutzen – egal, ob man morgens oder abends zu Hochform aufläuft. Arbeitet eine Nachteule als Bäcker und muss dafür früh um drei Uhr aus dem Bett, wird sie dieser Rhythmus auf Dauer krank machen. Für einen Frühaufsteher hingegen ist jede Spätschicht ein Albtraum.

Er muss permanent gegen den Schlaf ankämpfen, wird unkonzentriert sein und entsprechend vermehrt Fehler machen. Studien haben ergeben, dass vor allem Lerchen unter Schichtdienst leiden. Eulen sind anpassungsfähiger und kommen mit Wechselschichten besser zurecht.

Die Corona-Pandemie war für viele Eulen von Vorteil: Durften sie im Homeoffice arbeiten und sich ihre Zeit frei einteilen, schliefen viele von ihnen länger als sonst und begannen später mit der Arbeit. Dafür waren sie oft am Abend produktiv. Den eigenen Schlaf-Wach-Rhythmus mit den äußeren Bedingungen synchronisieren? Einer der wenigen Vorteile, die uns die Pandemie gebracht hat!

Das Wissen um den eigenen Chronotyp kann Ihnen dabei helfen herauszufinden, wie Ihre eigene innere Uhr am besten tickt und wie Sie diese mit Ihren beruflichen und privaten Aktivitäten in Einklang bringen.

27. Wie stärkt Schlaf meine Resilienz?

Als Resilienz bezeichnet man die psychische Widerstandskraft eines Menschen. Seine innere Stärke und die Fähigkeit, schwierige Phasen im Leben ohne lange Beeinträchtigung zu meistern. Wer resilient ist, an dem perlt Stress ab wie Öl an einer Teflonpfanne. Resiliente Menschen denken optimistisch, können ihre Emotionen steuern und Impulse kontrollieren. Sie sind in der Lage, neue Situationen zu analysieren und sich ihnen anzupassen, sie können ihre Ziele verfolgen und gute Beziehungen führen. Sie regen sich nicht über alles auf und haben sozusagen ein dickes Fell. Wer dagegen nicht resilient ist, wirkt leicht reizbar und ist regelrecht dünnhäutig. Der für sein Stressmodell bekannte US-amerikanische Psychologe Richard Lazarus[32] sagte sinngemäß, es sei nicht wichtig, welchen Stress ein Mensch hat. Entscheidender sei, wie ein Mensch diesen Stress bewerte. Man könnte auch ganz flapsig sagen: Den meisten Stress machen wir uns selbst. Sie kennen bestimmt auch Situationen, in denen die einen etwas als enorm stressig empfinden, während sich die anderen davon gar nicht aus der Ruhe bringen lassen. Bei der Arbeit zum Beispiel: Wer nicht besonders resilient ist, fühlt sich schnell überfordert, kann deswegen nicht mehr schlafen und muss ständig an seinen Job denken. Resiliente Kolleginnen oder Kollegen dagegen denken eher: »Es wird schon werden.« Sie schenken ihrem Stress gar nicht so viel Beachtung, schonen ihre Nerven, haben Belastendes unter Kontrolle und ruhen in sich. Sie sind sogar in der Lage, sich in den schwierigsten Situationen tief zu entspannen. Resilienz ist eine wichtige Gabe, und zum Glück sind die meisten Menschen in Deutschland ziemlich resilient, wie das Leibniz-Institut für Resilienzforschung während der Coronapandemie herausgefunden hat.[33] Wer sich selbst eher nicht so resilient fühlt, muss jetzt nicht verzweifeln. Denn diese Gabe ist nicht angeboren, sondern trainierbar. Jeder kann auch im Erwachsenenalter lernen, besser mit Stress umzugehen, jeder kann sozusagen zur Teflonpfanne werden. Eine wichtige Voraussetzung für Resilienz ist guter Schlaf. Je besser wir schlafen und je erholter wir in den Tag starten, desto weniger kann uns Stress anhaben. Vor allem Tiefschlaf fördert die Resilienz. Denn er reguliert den Stresshormonspiegel im Körper herab und aktiviert den Nervus vagus, der für Entspannung zuständig ist. Im Schlaf ist der Nervus vagus am aktivsten. Das bedeutet: Je besser wir schlafen, desto entspannter sind wir in der Nacht und desto besser wappnen wir unser Nervensystem gegen

Stress, sodass wir uns tagsüber nicht so schnell aufregen. Schlaf ist sozusagen die Basis für Nerven aus Stahl. Und eigentlich bedingen sich Schlaf und Resilienz gegenseitig: Je resilienter wir sind, desto besser können wir schlafen, weil wir abends abschalten können vom Alltagsstress. Und je besser wir schlafen, desto besser gelingt es uns tagsüber, mit Stress umzugehen. Es lohnt sich also, die Resilienz zu verbessern – nicht nur, um entspannter durch den Tag zu kommen, sondern auch, um besser zu schlafen. Wer schon als Kind selbstbewusst war, wird im Erwachsenenalter kaum Probleme mit seiner inneren Stärke haben. Denn selbstbewusste Kinder können sich behaupten und mit Kritik umgehen. Sie legen auf die Meinung anderer nicht so viel wert und achten auf ihre Bedürfnisse – eine wichtige Voraussetzung für Resilienz. Eltern sollten ihren Kindern daher stets das Gefühl vermitteln, dass sie gut sind, so wie sie sind. Wichtig ist auch Optimismus. Den sollte man von Kind auf trainieren, indem man Kinder so oft wie möglich zum Lachen bringt. Lachende Kinder sind Optimisten. Jene hingegen, die wenig lachen und noch dazu ein geringes Selbstbewusstsein haben, werden als Erwachsene wahrscheinlich nicht sehr resilient sein. Wer als erwachsene Person lernen möchte, resilienter zu sein, sollte sich vor allem in Selbstliebe üben: sich akzeptieren mit all seinen Macken, um so den Selbstwert zu steigern. Ich empfehle außerdem, sich mit optimistischen Menschen zu umgeben und zu lernen, auch mal Nein zu sagen, wenn einem nach einem Nein zumute ist. Wichtig sind außerdem soziale Kontakte – ein gutes Netzwerk macht uns alle resilienter.

2. Teil:
Was gesunden Schlaf fördert - und was nicht

In diesem Kapitel möchte ich Ihnen erläutern, wie äußere Einflüsse den Schlaf stören können. Ein quengelndes Kleinkind zum Beispiel, ein schnarchender Partner oder eine schlechte Nachricht. Sie lernen außerdem, wie Sie mit der idealen Schlafumgebung beste Voraussetzungen schaffen, um erholt und optimistisch aufzuwachen. Es wird um das Licht in Ihrem Schlafzimmer gehen, um Träume, um Medienkonsum am Abend und gesellschaftliche Entwicklungen, die uns den Schlaf rauben. Außerdem erfahren Sie, warum Sie das Ticken Ihrer inneren Uhr nicht ignorieren sollten.

28. Wann habe ich zuletzt ausgeschlafen?

Erinnern Sie sich an einen Tag, an dem morgens ausnahmsweise kein Wecker klingelte? An dem Sie auch nicht aufwachten, weil Ihr Partner schnarchte oder Ihr Kind mit kalten Füßen zu Ihnen ins Bett kroch, sondern an dem Sie einfach wach wurden, weil Ihr Körper genug geschlafen hatte? Ausschlafen ist ein Luxus, den sich viele Menschen heute nicht gönnen (können), obwohl er für ihren Körper notwendig ist. Ausgeschlafen zu sein bedeutet, von allein wach zu werden und sich voller Energie zu fühlen, körperlich wie psychisch: frisch, gut gelaunt und leistungsfähig. Nehmen wir mal an, es gäbe für das Gefühl beim Aufwachen Schulnoten: eine Eins steht für »sehr gut«, eine Sechs für »ungenügend«. Ziel sollte immer sein, mit einer Eins oder Zwei aufzuwachen, was Müdigkeit und Stimmung angeht. Die Noten Drei, Vier, Fünf und Sechs bedeuten, dass es mit dem Schlafen besser laufen könnte oder überhaupt nicht klappt. Schlechte Schläfer sind entweder noch müde, wenn sie aufstehen, oder schlechter Stimmung. Im schlimmsten Fall beides – weil ihr Körper einfach noch nicht fertig ist mit Schlafen. Das Ausschlafen ist für den Körper jedoch wichtig, weil nur dann alle Phasen des Schlafs stattfinden können, inklusive des Tief- und Traumschlafes. Ideal wäre, wenn wir jeden Tag ausschlafen könnten, aber das schaffen oft nur Kurzschläfer (siehe Kapitel 25). Oder Menschen, die rechtzeitig ins Bett gehen, keine kleinen Kinder und obendrein flexible Arbeitszeiten haben. Ich empfehle, mindestens an einem Tag in der Woche auszuschlafen, ohne Weckerklingeln oder morgendlichen Terminstress! Das tut nicht nur unserem Körper, sondern auch unserer Psyche gut. Für eine gesunde Seele sind positive Gefühle besonders wichtig – und die haben wir eher, wenn wir uns wohlfühlen. Das gelingt am besten im ausgeschlafenen Zustand, wie Sie wahrscheinlich wissen. Doch Vorsicht: Zu viel Schlaf ist auch nicht gut. Es ist möglich zu »überschlafen«. Das passiert, wenn man morgens, nachdem man ausgeschlafen hat, nicht aufsteht, sondern weiter im Bett liegen bleibt und vor sich hin döst. Das mag im ersten Moment entspannend und gemütlich sein. Doch ich als Schlafmedizinerin kann das nicht befürworten, weil es für den Körper und die Psyche keine weitere Erholung bringt. Im Gegenteil: Zwingen wir das Gehirn weiterzuschlafen, obwohl es eigentlich ausgeschlafen ist, kann das sogar zu Kopfschmerzen führen. Noch mal zusammengefasst: Versuchen Sie, möglichst in jeder Nacht auf die erforderliche Schlafmenge zu kommen. Klappt das nicht, weil Sie rund um die Uhr eingespannt sind, dann nehmen Sie sich wenigstens an einem Tag in der Woche die Zeit, um auszuschlafen. Sind Sie an diesem Tag von allein wach geworden, weil Sie genug geschlafen haben, sollten Sie aufstehen und in den Tag starten.

29. Schlafe ich effektiv?

Um diese Frage zu beantworten, muss zunächst geklärt werden, was effektiven Schlaf ausmacht. Effektiv haben Sie geschlafen, wenn Sie Tiefschlaf hatten. Der Tiefschlaf ist die wichtigste

Schlafphase von allen. Im ersten Drittel der Nacht ist die Tief-schlafphase am längsten und intensivsten (siehe Kapitel 3). Sie tritt etwa 60 bis 90 Minuten nach dem Einschlafen ein. Danach kommt es im Laufe der Nacht immer wieder zu Tiefschlafphasen, die sich mit oberflächlichem Schlaf (auch Leichtschlaf) und dem Traumschlaf abwechseln. Je nach Anzahl der Schlafzyklen variiert die Dauer des Tiefschlafs. Insgesamt sollten in einer guten Nacht zwei bis drei Stunden Tiefschlaf zusammenkommen, denn das ist der wirklich effektive Schlaf. Ist diese Summe erreicht, ist alles andere weniger wichtig. Doch auch der oberflächliche Schlaf und der Traumschlaf (REM) haben ihre Berechtigung. Ein Mix wäre hier ideal: Wenn die Nacht aus 20 bis 30 Prozent Tiefschlaf, 20 bis 30 Prozent Traumschlaf und 40 bis 60 Prozent oberflächlichem Schlaf besteht, schlafen Sie effektiv. Manche Menschen träumen allerdings weniger als andere, beispielsweise wenn sie Antidepres-siva einnehmen, die den REM-Schlaf unterdrücken. Bei völliger Übermüdung und Erschöpfung stellt sich der Traumschlaf eben-falls nicht ein. Die oberflächlichen Schlafphasen sind für die Ef-fektivität des Schlafs nicht so wichtig. Mit der Schlafdauer ver-schiebt sich der Anteil der verschiedenen Schlafphasen innerhalb der Schlafzyklen. Die ersten beiden Zyklen bestehen mindestens zur Hälfte aus Tiefschlaf, und Traumschlaf gibt es kaum. Naht der Morgen, überwiegt der Traumschlaf und der Tiefschlaf findet kaum noch statt. Wahrscheinlich kennen Sie den Spruch, dass der Schlaf vor Mitternacht der beste sei. Wenn man um 22 Uhr ins Bett geht, stimmt er: Dann findet bis Mitternacht viel Tiefschlaf statt, der besonders effektiv ist. Wahrscheinlich stammt diese Le-bensweisheit aus früheren Zeiten, als es weder Internet noch Fern-seher gab und die Menschen zeitig ins Bett gegangen sind.

Aber ich möchte an dieser Stelle noch mal auf die Eingangs-frage dieses Kapitels zurückkommen und Ihnen eine kleine Hilfestellung bei der Beantwortung geben: Ob Sie effektiv schlafen, können Sie am besten erkennen, wenn Sie morgens aufstehen. Wenn Sie sich erholt und frisch fühlen, war Ihr Schlaf gut. Besonders effektiv haben Sie geschlafen, wenn Sie sich wirklich ausgeschlafen fühlen. Das muss nicht erst nach acht Stunden der Fall sein. Auch ein sechsstündiger Schlaf kann effektiv sein, denn in diese Zeitspanne passen vier Schlafzyklen mit reichlich Tiefschlaf. Da kann es durchaus passieren, dass man am Ende des vierten Schlafzyklus aufwacht und sich fit und ausgeschlafen fühlt, weil die Nacht zwar nicht lang, aber die Schlafqualität gut war. Auch beim Schlaf ist es nicht immer die Quantität, die etwas über seine Qualität aussagt, sondern einzig und allein Ihr Befinden beim Aufwachen.

30. Lohnt sich für mich eine Smartwatch-Schlafmessung?

Haben Sie eine Smartwatch, die Sie auch nachts tragen? Dann sollten Sie nachschauen, wie die Uhr Ihren Schlaf bewertet. Das kann sich wirklich lohnen, denn die Smartwatches werden immer besser, wobei leider nicht alle Modelle die Schlafqualität gleich gut messen. Die Produkte mancher Hersteller sind wie eine Blackbox – niemand weiß, was sie eigentlich genau messen. Ich habe meine Studierenden gebeten, verschiedene Firmen anzuschreiben, um nachzufragen, wie der Algorithmus ihrer jeweiligen Uhr funktioniert. Manche Hersteller wollten keinerlei Auskunft geben und haben den Kontakt dann abgebrochen. Andere waren transparenter und haben uns ihre Rohdaten zur Verfügung gestellt. Die

Uhren maßen zum Beispiel die Herzfrequenz und die Handbewegungen im Schlaf und schlossen daraus auf die verschiedenen Schlafphasen – Tiefschlaf, Traumschlaf, oberflächlicher Schlaf. Mein Fazit: Man sollte nicht blind glauben, was diese Smartwatches messen. Aber man kann sich beispielsweise einen Rat bei einem Schlafmediziner oder einer Schlafmedizinerin einholen. Er oder sie kann beurteilen, ob die Messung taugt oder nicht. Was viele Smartwatches definitiv falsch messen, ist der Traumschlaf. Das können diese Geräte auch nicht leisten, denn sie befinden sich am Handgelenk. Um Traumschlaf zu erkennen, müsste man die Augenbewegungen messen. Sie erinnern sich vielleicht: Traumschlaf heißt in der Schlafmedizin auch REM-Schlaf, und die Abkürzung steht für »Rapid Eye Movement«, also schnelle Augenbewegungen. Nur daran lässt sich Traumschlaf von den anderen beiden Schlafphasen unterscheiden. Grob können Sie sich aber an dem, was Ihre Uhr behauptet, orientieren. Zeigt die Smartwatch zum Beispiel am Morgen an, dass Ihre Schlafeffizienz bei 85 Prozent lag, dann müssen Sie sich keine Gedanken machen, auch wenn die Uhr vielleicht nicht exakt ist. Warnt die Smartwatch Sie jedoch immer wieder, dass Ihre Schlafqualität schlecht ist und fühlen Sie sich noch dazu unausgeschlafen und müde, dann sollten Sie mit diesen Daten eine schlafmedizinische Praxis aufsuchen. Sie haben keine Smartwatch und überlegen nun, sich eine zu kaufen, um die Schlafqualität zu messen? Dann tun Sie das nur, wenn Sie keine Schlafstörung haben (was vermutlich unwahrscheinlich ist, sonst hätten Sie ja nicht dieses Buch gekauft). Menschen mit einer Insomnie, also einer langjährigen Ein- oder Durchschlafstörung, sind ohnehin schon viel zu sehr auf ihren Schlaf fokussiert. Eine Smartwatch, die diesen schlechten Schlaf auch noch jeden Morgen anzeigt, wäre kontraproduktiv. Nur bei guten Schläferinnen und Schläfern spricht nichts dagegen.

31. Altere ich durch Schlafmangel schneller?

Ja, leider, Schlafmangel macht krank und beschleunigt das Altern. Das liegt daran, dass im Schlaf im ganzen Körper wichtige Regenerations- und Reparaturprozesse ablaufen. Sind wir zu lange wach, können sie nur unzureichend vonstattengehen. Ein internationales Team aus Wissenschaftlerinnen und Wissenschaftlern zum Beispiel fand heraus, dass schon eine schlaflose Nacht das Gehirn messbar altern lässt. Die Forschenden hatten 134 junge Menschen per Magnetresonanztomographie (MRT) untersucht, was als zuverlässige Methode gilt, das biologische Alter des zentralen Nervensystems zu bestimmen. Hatten die Versuchspersonen eine ganze Nacht durchwacht, war ihr Gehirn am nächsten Morgen um ein bis zwei Jahre gealtert.[34] Zum Glück erholte es sich nach einer Nacht mit gutem Schlaf aber vollständig. Auch auf die Haut wirken sich Schlafstörungen negativ aus, zum Beispiel können sich Hauterkrankungen verschlimmern.[35] Gesunder Schlaf hingegen wirkt wie ein Anti-Aging-Mittel (siehe auch Kapitel 9). Der Schlaf und das Altern beeinflussen sich jedoch gegenseitig: Eine Schlafstörung beschleunigt Alterungsprozesse, und umgekehrt verschlechtert sich mit dem Alter häufig die Schlafqualität. Stellen Sie sich den Tag-Nacht-Rhythmus und die Aktivität im Laufe der Zeit wie eine Sinuswelle vor: mit einer gleichmäßigen Amplitude nach oben und nach unten. Tagsüber ist die Aktivität hoch, nachts niedrig. In der Jugend erreicht die Kurve nach oben wie unten extreme Werte – die Tage sind immer sehr aktiv und bewegungsreich, die darauffolgenden Nächte entsprechend erholsam. Im Laufe des Lebens wird die Sinuswelle immer flacher. Schon im mittleren Alter ist die Aktivität tagsüber nicht mehr ganz so hoch, gleichzeitig ist die Erholung nachts nicht mehr ganz

2. Teil: Was gesunden Schlaf fördert – und was nicht

so intensiv. Sehr alte Menschen sind oft kaum noch aktiv und schlafen daher wenig und oberflächlich – ihre Sinuswelle verläuft sehr flach. Damit der Schlaf aber seine volle Anti-Aging-Wirkung entfalten kann, sollte man stets darauf achten, tagsüber so aktiv wie möglich zu sein. Vielleicht erinnern Sie sich: Je höher die Aktivität am Tag, desto tiefer ist der Schlaf in der Nacht. Aktivität und Schlaf beeinflussen sich dabei gegenseitig. Denn nach einer Nacht mit schlechtem Schlaf folgt immer ein müder Tag – mit entsprechend geringerer Aktivität. Wenn Sie den Alterungsprozess verzögern möchten, sorgen Sie also am besten dafür, dass die Amplitude Ihrer Sinuskurve im Laufe des Lebens möglichst hoch bleibt. Denn je flacher die Kurve, desto schlechter der Schlaf – und desto schneller altert der Körper. Das Älterwerden können wir nicht verhindern. Aber wir können eine Menge tun, um uns auch im höheren Lebensalter fit zu fühlen.

32. Beeinflusst der Vollmond meinen Schlaf?

Sie glauben, Sie können bei Vollmond nicht schlafen? Dann muss ich Sie enttäuschen. Es gibt keine wissenschaftlichen Belege dafür, dass der Mond unseren Schlaf oder unsere Psyche grundsätzlich beeinflusst. Der Mond ist mehr als 380 000 Kilometer von der Erde entfernt und umkreist uns in gut 27 Tagen einmal. Abhängig davon, wo er sich gerade befindet und wie er von der Sonne angestrahlt wird, zeigt er sich uns als Halbmond oder Vollmond, der abwechselnd zu- oder abnimmt.

Um den Mond ranken sich zahllose Mythen. Werwölfe sollen bei Vollmond aktiv werden, in vielen alten Märchen erhellt der Vollmond die Nacht, bevor etwas Schreckliches passiert, und früher gab es medizinische Berichte, nach denen epileptische Anfälle bei Vollmond häufiger auftreten. Bewiesen ist das nicht. Genauso wenig wie der Mythos, es schliefe sich in Vollmondnächten schlechter. Dennoch sind viele Menschen fest davon überzeugt, schlecht zu schlafen, wann immer der Mond als perfekter Kreis am Himmel zu sehen ist. Da es keine wissenschaftlichen Belege dafür gibt – und als Ärztin glaube ich an die Wissenschaft – nehme ich an, dass dieser Glaube historisch bedingt ist. Ein Vollmond verbreitet helles Licht. Richtig gut schlafen lässt es sich aber nur im Dunkeln. Ich nehme an, dass unsere Vorfahren, als sie noch nicht in Häusern mit Jalousien und Vorhängen lebten, in Vollmondnächten tatsächlich schlechter schliefen. Aber aufgrund der Helligkeit – nicht, weil der Mond irgendwelche mystischen Kräfte hätte. Vielleicht steckt irgendetwas davon noch in unseren Genen, wie eine Art Archetyp, wie wir das in der Psychologie nennen. Unsere Lebensbedingungen haben sich zwar verändert, aber der Aberglaube, dass die Nächte bei Vollmond unruhiger sind, ist geblieben. Und er beeinflusst unseren Schlaf bis heute.

Also Finger weg von Mondkalendern, falls Sie Schlafprobleme haben! Wenn Sie erwarten, bei Vollmond hellwach im Bett zu liegen, werden Sie das vermutlich auch tun. Das ist wie Selbsthypnose. Schauen Sie also lieber nicht in den Mondkalender und auch nicht in Richtung Mond, bevor Sie zu Bett gehen. Ignorieren Sie ihn einfach.

　　　2. Teil: Was gesunden Schlaf fördert – und was nicht

33. Kann mir Schlaf dabei helfen, schlechte Nachrichten besser zu verarbeiten?

Schlechte Nachrichten treffen uns oft unvorbereitet. Wir haben dann das Gefühl, dass uns von einer Sekunde zur nächsten der Boden unter den Füßen weggezogen wird. Aber eine schlechte Nachricht bedeutet nicht, dass das Schlimmste auch zwangsläufig eintreffen muss und uns keinerlei Handlungsspielraum bleibt, in dem wir Entscheidungen treffen können.

Ich möchte Ihnen an dieser Stelle von Anke erzählen, die eine besorgniserregende Nachricht erhielt und Wege fand, damit umzugehen. Anke ist gerade sehr zufrieden mit ihrem Leben. Sie hat Erfolg in ihrem Job und lebt glücklich mit ihrem Freund zusammen, die beiden wollen bald Kinder. Alles läuft nach Wunsch. Doch plötzlich wird ihr perfekter Lebensplan infrage gestellt. Anke war zur Routineuntersuchung bei ihrer Frauenärztin, die einen Knoten in Ankes Brust ertastet hat. Nichts Ernstes wahrscheinlich. Vielleicht aber doch. Möglichst schnell will die Ärztin eine Biopsie vornehmen. »Möglichst schnell« – wie das klingt. Hat sie etwa Krebs? Der Gedanke daran lässt Anke den ganzen Tag nicht mehr los. Noch abends im Bett googelt sie mit ihrem Handy, was eine Krebsdiagnose bedeuten könnte, und findet eine Horrorgeschichte nach der nächsten.

So wie Anke geht es vielen, die eine schlechte Nachricht erhalten haben: Sie beschäftigen sich damit bis zum Einschlafen. Und dann ist an Schlaf natürlich kaum mehr zu denken. Die Sorgen kreisen im Kopf, wiederholen sich in Dauerschleife, wollen sich einfach nicht stoppen lassen. Es dauert Stunden, bis der Schlaf kommt, und es folgt eine unruhige Nacht. Erholsam ist das nicht – und auch nicht produktiv. Im Gegenteil: Das bedrohliche Potenzial der Nachricht wird mit jeder Stunde des Grübelns größer. Natürlich ist es nicht einfach, trotz solcher Sorgen entspannt einzuschlummern. Doch versuchen sollten Sie es. Denn was immer Sie beim Zubettgehen beschäftigt, prägt sich ins Gedächtnis ein. Gedanken, die uns beim Einschlafen durch den Kopf gehen und sogar mit negativen Emotionen wie Angst verknüpft sind, wirken im Gehirn wie ein Stempel. Sie hinterlassen eine Art Erinnerungstattoo im Kopf, das sich nur schwer wieder entfernen lässt. Schlafen wir mit den Gedanken an eine schlechte Nachricht ein, ist sie das Erste, woran wir beim Aufwachen denken müssen. Es ist ein bisschen wie beim Lernen: Ständiges Wiederholen ist der Schlüssel zum Erfolg, wenn wir etwa Vokabeln in einer neuen Sprache lernen oder das Spielen eines Musikinstruments üben. Rufen wir uns immer wieder unsere Sorgen ins Gedächtnis, funktioniert es leider genauso – sie prägen sich im Gehirn ein wie Daten auf einem Chip. Betrachten wir das genauer, ist das eigentlich eine gute Nachricht. Denn wir können beeinflussen, was sich uns beim Einschlafen einprägt. Wir können unserem Gehirn genauso gut einen positiven, fröhlichen Stempel aufdrücken, bevor wir einschlummern. Sie haben also die Wahl, mit welchen Daten Sie den Chip beim Zubettgehen füttern.

Deshalb ist es sinnvoll, sich beim Zubettgehen nicht mehr mit seinen Sorgen zu beschäftigen. Sie können sich dabei mit einem guten Buch oder einem Telefonat mit der besten Freundin ablenken. Versuchen Sie, Ängste und Sorgen rigoros aus Ihrem Schlafzimmer zu verbannen. Sollte dies nicht gelingen, hilft nur eins: Stehen Sie wieder auf, gehen Sie in einen anderen Raum und schreiben Sie die düsteren Gedanken dort auf – auf einen Zettel oder in ein extra dafür angelegtes Sorgenheft, was ich schon im Kapitel 21 dieses Buches erläutert habe. Danach verstauen Sie das Geschriebene in einer Schublade, die sich außerhalb des Schlafzimmers befindet. Dieser Trick funktioniert sogar vorbeugend: Schreiben Sie negative Gedanken zwei Stunden vor dem Zubettgehen in das Sorgenheft, dann klappt es meistens direkt mit dem Einschlafen. Mit ins Schlafzimmer und auf das Nachtschränkchen darf dafür ein anderes Notizbuch: das Freudeheft. Darin notieren Sie vorm Zubettgehen, was Ihnen tagsüber Gutes widerfahren ist. Das müssen keine großartigen Ereignisse sein: die freundliche Verkäuferin, der kurze nette Plausch mit dem Nachbarn oder der Blumenstrauß, den Sie sich spontan gegönnt haben. Schreiben Sie auch auf, warum Sie sich auf den nächsten Tag freuen. Denn dafür gibt es viele Gründe. Bei Anke war es die liebevolle Reaktion ihres Freundes, der großes Verständnis zeigte und ihr versprach, am nächsten Tag mit ihr zur Biopsie zu gehen – die glücklicherweise keine Auffälligkeiten zeigte. Gelingt es uns, mit guten, optimistischen Gedanken ein- und durchschlafen, folgt die Belohnung sofort: Die Nacht wird erholsam, und am nächsten Tag sind wir garantiert besser drauf.

Kleinere Sorgen, etwa einen Konflikt am Arbeitsplatz, kann der Schlaf sogar für uns lösen. Er relativiert unsere Probleme, filtert und sortiert die Gedanken dazu wie ein guter Berater – sodass wir manchmal sogar mit einer Lösung im Kopf wieder aufwachen. Diese ist keine Eingebung oder das Ergebnis eines wirren Traums. Sie basiert auf unseren gesammelten Erfahrungen, den negativen wie den positiven. Denn im Schlaf kramt das Gehirn Erinnerungen an ähnliche Konflikte in der Vergangenheit hervor, ohne dass wir das bewusst mitbekämen. Als hätten wir ein Suchwort in den Computer eingegeben, erscheinen über Nacht plötzlich Handlungsmöglichkeiten aus der Vergangenheit, die zum aktuellen Thema passen und die wir längst vergessen glaubten. Und am nächsten Morgen ist sie plötzlich da: die gute Idee, wie mit diesem Konflikt am Arbeitsplatz oder in der Familie am besten umzugehen ist. Wahrscheinlich kennen Sie die Redewendung: »Schlaf eine Nacht darüber!« Das raten wir oft Menschen, die eine schwierige Entscheidung treffen müssen. Aber dazu müssen wir die quälenden Gedanken abstellen, die uns den Schlaf rauben. Unsere letzten Gedankenfetzen vor dem Einschlafen sollten etwas Positivem gelten und einen fröhlichen Stempel ins Gehirn drücken. Mein Tipp für Sie: Sich vor dem Schlafengehen mit etwas Schönem zu beschäftigen, ist übrigens generell zu empfehlen, auch ohne konkrete Sorgen.

34. Wie schlafen Menschen nach einer besorgniserregenden Krankheitsdiagnose?

Anders als im vorherigen Kapitel, in dem ein besorgniserregender Verdacht im Raum stand, geht es nun um den Ernstfall: ein Befund, an dem nichts mehr zu rütteln ist. Viele von uns erleben irgendwann in ihrem Leben, dass sie selbst oder eine ihnen nahestehende Person eine schockierende Krankheitsdiagnose bekommt. Krebs vielleicht, Alzheimer – irgendeine Diagnose, die einem den Boden unter den Füßen wegreißt. Eine Diagnose, die Angst macht vor Schmerzen und Leid, vor der bevorstehenden Behandlung, vielleicht sogar Angst vor dem Tod. Eine Diagnose also, die den Alltag für längere Zeit völlig auf den Kopf stellt.

Die meisten Menschen durchlaufen, nachdem sie von einer schweren Erkrankung bei sich oder einer nahestehenden Person

2. Teil: Was gesunden Schlaf fördert – und was nicht

erfahren haben, dieselben Phasen wie in einem Trauerprozess. Die Psychiaterin Elisabeth Kübler-Ross hat 1969 ein noch heute anerkanntes Fünf-Phasen-Modell entwickelt, das die verschiedenen Stadien der Bewältigung einer Krise beschreibt.[36] Diese fünf Phasen lauten: Leugnen, Zorn, Verhandeln, Depression und Annahme. In der ersten Phase wollen wir einfach nicht wahrhaben, dass die Krankheit besteht. Wir unterstellen dem Arzt eine Fehldiagnose oder glauben an eine Verwechslung. Danach folgt der Zorn, dass es einen selbst oder den Partner getroffen hat. Wir werden wütend auf alle, deren Leben wie zuvor weitergeht und die sich anders als wir nicht mit Arztterminen, einer Chemotherapie oder einer Operation auseinandersetzen müssen. Als Drittes folgt eine kurze Phase des Verhandelns. Mit einer fast schon kindlichen Bockigkeit versuchen wir, noch etwas Gutes aus der Situation herauszuschlagen: indem wir etwa einen geheimen Deal mit Gott oder einen Pakt mit dem Schicksal schließen, der uns Schmerzfreiheit oder mehr Lebenszeit einbringen soll. Die vierte Phase heißt »Depression« und meint nicht die gleichnamige psychische Erkrankung, sondern eine damit vergleichbare Stimmungslage, die mit tiefer Verzweiflung, Angst und Trauer einhergeht. Wir trauern beispielsweise um Chancen, die nun unwiederbringlich verloren sind, vielleicht um unsere Eigenständigkeit und die gewohnte Freiheit. In dieser Phase fühlen wir uns besonders machtlos. Die fünfte und letzte Phase schließlich ist von Akzeptanz geprägt. Jetzt haben wir unser Schicksal angenommen, kommen innerlich zur Ruhe und versuchen, das Beste aus unserer Situation zu machen. Wie lange dieser ganze Prozess dauert und wie intensiv die einzelnen Phasen durchlaufen werden, ist individuell verschieden – doch der Schlaf kann während der gesamten Zeit in irgendeiner Form beeinträchtigt sein. So leiden die meisten Menschen vor allem in den ersten Wochen nach einer schweren Krankheitsdiagnose vorübergehend unter Schlafstörungen. Sie können zum Beispiel schlechter einschlafen als sonst, wachen nachts häufig auf oder wälzen sich ruhelos im Bett hin und her. Entsprechend müde fühlen sie sich am nächsten Tag. Das Gute ist: Spätestens, wenn die Phase der Akzeptanz erreicht ist, bessern sich in der Regel auch die Symptome und die Nächte werden wieder erholsamer. Falls Sie sich gerade in einem solchen Prozess befinden: Akzeptieren Sie Begleitsymptome wie Schlafstörungen, Appetitlosigkeit und Niedergeschlagenheit als in solchen Krisen ganz normal, gehen Sie liebevoll mit sich um und nehmen Sie sich die Zeit, die Sie brauchen. Suchen Sie Kontakt zu anderen Menschen – Gespräche mit Vertrauenspersonen oder in Selbsthilfegruppen tragen viel dazu bei, die Situation besser zu bewältigen. Und scheuen Sie sich nicht, professionelle Hilfe in Anspruch zu nehmen, etwa in Form einer psychologischen Begleitung. Bei schweren Schlafstörungen aufgrund eines einschneidenden Lebensereignisses können Sie sich von Ihrem Hausarzt oder Ihrer Hausärztin ein Schlafmittel verschreiben lassen. Weil die Gefahr der Abhängigkeit besteht, sollten Sie es aber wirklich nur vorübergehend einnehmen (siehe Kapitel 92).

35. Wie kann ich mental meinen Schlaf verbessern?

Die Antwort ahnen Sie vermutlich schon. Es sind natürlich die guten Gedanken, die uns schnell ein- und entspannt durchschlafen lassen. Gedanken an schöne Situationen, liebe Menschen und Glücksmomente, die wir erlebt haben. Schlafstörend hingegen wirken alle negativen Gedanken wie Sorgen oder Ängste. Drängen sich diese auf, wenn wir gerade zu Bett gegangen sind, hat der Schlaf keine Chance. Zum Glück gibt es Techniken, mit denen sich die negativen Gedanken stoppen lassen. Sie zu erlernen, ist anfangs vielleicht ungewohnt, letztendlich aber nur eine Frage der Übung. Dazu brauchen Sie lediglich ein bisschen Fantasie.

Wenn Sie merken, dass Sie beim Einschlafversuch immer wieder das Gleiche denken, dass immer wieder dieselben Sorgen in Ihrem Kopf kreisen, dann stellen Sie sich ein großes rotes Stoppschild vor. Sie können auch laut »Stopp« sagen, das finden manche Betroffene einfacher. Danach ist es wichtig, die gestoppten negativen Gedanken durch positive zu ersetzen, indem Sie sich schöne Szenen und Erlebnisse wie einen Film vor Augen führen und nur noch diesen in Ihrem Kopf zulassen. Am besten bereiten Sie diesen Gedankenfilm schon tagsüber vor, indem Sie besonders angenehme Erinnerungen aus Ihrem Gedächtnis hervorholen, eine Situation aus der Vergangenheit zum Beispiel, in der Sie sehr glücklich waren. Es muss nicht zwingend Ihr persönlicher Erinnerungsfilm sein, in dem Sie die Hauptrolle spielen – alternativ tut es auch eine Szene aus Ihrem Lieblingsfilm. Diese Technik der Visualisierung mag Ihnen merkwürdig erscheinen, aber glauben Sie mir: sie hilft! Wichtig ist nur, dass Sie nicht an irgendetwas x-Beliebiges denken, sondern dass Sie sich die schönen Gedanken quasi vorher vorbereiten. Wie ein Essen, das Sie jederzeit aufwärmen können. Es muss auch nicht jede Nacht ein anderer Film sein, Sie können gern immer wieder auf dieselben Szenen zurückgreifen. Wenn Sie eher ein auditiver Mensch sind, also sensibler auf Hörreize ansprechen als auf optische, dann wählen Sie anstelle des Films einfach ein Lied aus, das Sie mögen. Auch das sollten Sie rechtzeitig aussuchen, damit Sie abends beim Einschlafen nicht lange überlegen müssen. Prägen Sie sich den Rhythmus und die Melodie Ihres Liedes ein. Und wenn Sie mal wieder nicht einschlafen können, dann sagen Sie »Stopp« und denken an diesen Song. Um Gedanken loszuwerden, die den Schlaf stören, und gute Gedanken zu fördern, empfehle ich meinen Patientinnen und Patienten auch gern die sogenannte ICE-Technik. Stellen Sie sich dafür einen Schnellzug am Bahnsteig vor, der vollgepackt ist mit Ihren Sorgen und Ängsten. Sie selbst befinden sich in dem noch stehenden Zug, inmitten Ihrer negativen Gedanken, die sich in den Waggons drängen. Gehen Sie sie ruhig kurz der Reihe nach durch, indem Sie gedanklich durch den vollgestopften Waggon wandern. Dann drehen Sie sich zur Tür und steigen einfach aus. Im nächsten Moment stehen Sie auf dem Bahnsteig, und der ICE fährt ohne Sie ab, mitsamt Ihrer negativen Gedanken. Das ist wunderbar, denn nun konzentrieren Sie sich nur noch auf die positiven – und schlafen entspannt ein.

36. Was passiert, wenn ich träume?

Träume finden hauptsächlich in den Traumschlafphasen statt, die wir in der Schlafmedizin als REM-Schlaf bezeichnen. Die Abkürzung steht für »rapid eye movement«, also »schnelle Augenbewegungen«, wie ich schon an vorangegangenen Stellen dieses Buches erläutert habe (siehe Kapitel 3). Wenn Sie träumen, zucken Ihre Augäpfel mit schnellen Bewegungen von links nach rechts und zurück, immer wieder. Gut sehen kann man das bei schlafenden Kleinkindern, die mehr Traumschlaf haben als Erwachsene. Wie viel Traumschlaf unsere Patientinnen und Patienten haben, können wir im Schlaflabor messen. Zwei Elektroden, die rechts und links auf den Schläfen kleben, registrieren dabei die Augenbewegungen, weitere messen die Hirnströme über die Kopfhaut. Die Schlafmedizin hat festgestellt: Je älter ein Mensch ist, desto weniger träumt er. Babys hingegen haben bis zu 70 Prozent Traumschlaf, Erwachsene nur noch 20 bis 30 Prozent. Das hängt damit zusammen, dass ein Baby jeden Tag Neues erlebt – neue Geräusche, neue Bilder, neue Geschmacksarten. All das wird im Schlaf im Gedächtnis abgespeichert. Ein Einjähriger zum Beispiel, der versehentlich zum ersten Mal Senf kostet, speichert ab: Diese gelbe Masse schmeckt scharf. Sieht er beim nächsten Mal Senf, wird er sich an den Geschmack erinnern und die gelbe Masse lieber nicht noch mal probieren – weil sein Gehirn die Information nach dem ersten Geschmackstest abgespeichert hat. Als Erwachsene wissen wir natürlich längst, dass Senf scharf ist. Unser Gehirn muss sich nicht noch einmal anstrengen, um diese Information abzuspeichern, es muss das Gespeicherte nur noch abrufen. Diese Speicherungsprozesse finden immer im Traumschlaf statt. Wir müssen sozusagen träumen, damit wir überhaupt Neues lernen können. Die Gehirnwellen sind in jeder der drei Schlafphasen anders. Im Tiefschlaf verbraucht das Gehirn vergleichsweise wenig Energie, die Nervenzellen arbeiten träge und langsam. Im Traumschlaf hingegen sind sie wesentlich aktiver – fast schon so aktiv wie im Wachzustand. Aus diesem Grund ist es sinnvoll, dass wir nur phasenweise träumen. Bestünde die ganze Nacht aus Traumschlaf, würde das den Körper viel Energie kosten und der Schlaf wäre kaum erholsam.

Meist sind die REM-Schlafphasen in den frühen Morgenstunden länger als direkt nach dem Einschlafen, denn erst im letzten Drittel der Nacht dominiert der Traumschlaf. Das merken Sie auch daran, dass Sie sich vermutlich am besten an einen Traum erinnern, wenn sie ausschlafen und kein Wecker Ihren Schlaf unterbricht. Interessant ist, dass im Schlaf unsere Zeitwahrnehmung anders ist – Träume kommen uns manchmal episch vor, obwohl sie nur ein paar Minuten dauern.

Im ersten Drittel der Nacht dominiert normalerweise der Tiefschlaf. Bei Menschen mit Depressionen allerdings nicht – sie geraten oft schon kurz nach dem Einschlafen in eine Traumschlafphase. In der Schlafmedizin nennen wir das REM-Schlaf-Latenz. Weil wir wissen, dass der REM-Schlaf Depressionen verstärkt, gab es Versuche, Betroffene im Schlaflabor zu Beginn jeder Traumschlafphase aufzuwecken, um so den Traumschlaf zu verkürzen. Mehr über diese sogenannte Wachtherapie lesen Sie in der Antwort auf Kapitel 86.

Das Spannendste an unseren Träumen ist, wie ich finde, dass durch sie Inhalte aus dem Unbewussten an die Oberfläche gelangen (siehe Kapitel 37) wie beispielsweise unterdrückte Emotionen und verborgene Ängste. Viele Menschen können ihre Emotionen nicht wahrnehmen, differenzieren und verarbeiten. Sie erkennen gar nicht, wann sie wütend, ängstlich oder traurig sind. Im Traumschlaf kommen diese unterdrückten Emotionen regelmäßig hoch. Wenn Sie zu diesen Menschen gehören, die sich ihren Gefühlen gegenüber oft hilflos fühlen oder sie nicht verstehen, dann sollten Sie auf Ihre nächtlichen Träume achten. Eine Gesprächstherapie kann Ihnen darüber hinaus helfen, einen besseren Zugang zu Ihren Gefühlen zu finden.

37. Kann ich durch Träume mehr über meine unbewussten Wünsche erfahren?

Sigmund Freud, der Begründer der Psychoanalyse, war Arzt, Neurophysiologe und Tiefenpsychologe. Er war davon überzeugt, dass sich in unseren Träumen die ins Unterbewusste verdrängten Wünsche zeigten. Jeder Mensch hat ein Bewusstsein und ein Unterbewusstsein. Letzteres verbirgt Wünsche, Konflikte aus der Vergangenheit, negative Erfahrungen aus der Kindheit, Ängste – da hatte Freud völlig recht. Je stärker wir versuchen, diese mitunter schmerzvollen Erinnerungen und Gefühle zu unterdrücken, desto eher kommen sie in unseren Träumen an die Oberfläche. Sie haben es bestimmt auch schon bemerkt: Ein Traum ist nie frei von Emotionen. In einem Traum haben wir Angst, fühlen uns wütend, enttäuscht oder glücklich. Ich empfehle allen, sich mit den Gefühlen, die sie in ihren Träumen erleben, auseinanderzusetzen. Wer zum Beispiel träumt, er steht in einem Aufzug, der ohne zu stoppen die ganze Zeit nach oben oder unten fährt, bekommt Angst. Dann sollte man sich fragen: Welche Rolle spielt Angst in meinem Leben? Was macht mir in der Realität Angst? Das Gleiche gilt für die positiven Träume. Manche Menschen etwa träumen, dass sie fliegen können wie ein Vogel. Sie sehen unter sich die Landschaft immer kleiner werden und erleben im Traum ein intensives Glücksgefühl. Das deutet darauf hin, dass sie sich auch im echten Leben gerade in einer sehr guten Phase befinden und dass sie sich frei und zufrieden fühlen.

Um es abschließend zu sagen: Freud hatte in vielem recht, und seine Erkenntnisse über die menschliche Psyche sind bahnbrechend. Allerdings tauchten sexuelle Themen häufiger in den Träumen der damaligen Menschen auf, weil Sexualität tabuisiert war. Zum Glück sprechen wir heute offener über Sex und gehen damit vorurteilsfreier um. Dass unsere Sexualität nicht mehr so unterdrückt ist, hat allerdings auch den Inhalt unserer Träume verändert.

38. Was ist luzides Träumen?

Nur wenige Menschen haben luzide Träume. Es handelt sich dabei um sogenannte Klarträume, in denen einem völlig bewusst ist, dass man träumt. Das Faszinierende daran ist: Luzide Träume lassen sich steuern, wobei Sie die Regie führen! Sie fliegen beispielsweise über eine Landschaft, sehen unter sich Berge und Wiesen. Plötzlich realisieren Sie, dass Sie schlafen und träumen. Doch sie machen einfach weiter. Vorsichtig schwingen Sie die Arme wie Flügel ein bisschen nach links und fliegen eine Kurve. Sie können Ihren Traum gestalten und beeinflussen, so wie ein Regisseur seinen Film. Sie können höher fliegen oder tiefer, Sie können bei Freunden vorbeifliegen oder in den Urlaub. Klingt das nicht – nun ja: traumhaft? Normalerweise ist uns gar nicht klar, dass wir träumen, wenn wir es tun. Wir halten unseren Traum für Realität und sind nach jedem Albtraum froh, wenn wir aufwachen. Bei luziden Träumen ist das anders. Ihnen ist bewusst, dass Sie träumen, aber Sie dürfen die Inhalte mitbestimmen. Sie fragen sich nun, wie Sie in einem Klartraum unterscheiden können, ob Sie wach sind oder träumen? Da gibt es einen Trick: Halten Sie sich einfach mit zwei Fingern die Nase zu. Können Sie weiter problemlos durch die Nase atmen? Dann träumen Sie. Sie können sich auch selbst in den Oberarm zwicken. Tut das weh? Dann sind Sie wach.

Das Tolle ist: Luzides Träumen lässt sich lernen. Es braucht etwas Übung, aber es ist möglich.

Probieren Sie es mal aus: Legen Sie sich vor dem Einschlafen entspannt aufs Bett, schließen Sie die Augen und stellen Sie sich vor, was Sie heute Nacht träumen wollen. Visualisieren Sie die Szenen konzentriert etwa eine halbe Stunde lang, fast so, als würden Sie meditieren. Stellen Sie sich zum Beispiel vor, dass Sie über eine Berglandschaft fliegen, malen Sie sich die Farben der Bäume aus, über die Sie schweben, spüren Sie die wärmende Sonne auf Ihrem Körper, riechen Sie die frische Luft. Je intensiver Sie die Szene vor dem Schlafengehen visualisieren, desto größer ist die Wahrscheinlichkeit, dass Sie in der Nacht davon träumen, während Sie wissen, dass es sich um einen Traum handelt. Wer in der Lage ist, luzide zu träumen, kann diese Fähigkeit sogar nutzen, um bestimmte Ängste zu überwinden, Höhenangst zum Beispiel.

Die Technik des Visualisierens kommt auch in der Traumatherapie (dazu detaillierter in Kapitel 65) erfolgreich zum Einsatz. Zum Beispiel nach einem schlimmen Unfall, der nachts zu Albträumen führt, in denen panische Angst vorherrscht. Die betroffene Person lernt in der Therapie, den Ausgang dieses wiederkehrenden Traums zum Guten zu verändern. Einen Albtraum bewusst abzubrechen und sich selbst daraus zu wecken, ist leider eher schwierig. Dass man lernen kann, ein Happy End zu kreieren und das ursprünglich unglückliche Ende damit zu überschreiben, ist bei wiederkehrenden Gruselträumen sehr viel wert. Es kostet etwas Zeit und braucht Geduld, doch wenn man interessiert und motiviert ist, ist es letztendlich eine Frage der Übung, den Albtraum ins Positive zu drehen. Wichtig ist allerdings, dass das Therapieren von traumatisierten Menschen in die Hände von erfahrenen Trauma-Therapeutinnen und -Therapeuten gehört. Sollten Sie selbst betroffen sein, bitte ich Sie inständig: Probieren

Sie nicht auf eigene Faust, Ihren Albtraum zu verändern, um sich von Ihrem Trauma zu befreien!

Alle anderen können das luzide Träumen ausprobieren und ein bisschen damit experimentieren. Das kann richtig Spaß machen. Ich habe es auch mal versucht, und es hat tatsächlich geklappt. Entscheidend ist, wie ich schon erwähnt hatte, dass die Visualisierungsübung vor dem Einschlafen mit voller Konzentration und Achtsamkeit ausgeführt wird. Es reicht nicht, sich lediglich die Bilder vorzustellen. Aktivieren Sie beim Visualisieren hingegen alle Sinne, dann ist das eine sehr mächtige Technik. Nehmen Sie bewusst die Gerüche in Ihrer Wunschszene wahr, sehen Sie die Farben, lauschen Sie den Geräuschen, achten Sie auf Details. Ich wünsche Ihnen viel Erfolg beim Üben – und dann wunderschöne Träume!

39. Haben meine Träume eine wichtige Bedeutung und wie finde ich die heraus?

Bereits in der Antike waren die Menschen fasziniert von ihren Träumen und versuchten, sie zu deuten. Sie vermuteten hinter den nächtlichen Erlebnissen oft Botschaften von Dämonen oder Göttern. Sigmund Freud behauptete, dass das, was wir träumen, nachts aus dem Unbewussten an die Oberfläche unseres Denkens kommt und mit unseren Ängsten und verdrängten Emotionen zu tun hat. Wissen Sie noch, was Sie letzte Nacht geträumt haben? Vermutlich nicht: Die meisten Menschen können sich schon beim Aufwachen nicht mehr an die Träume der vergangenen Stunden erinnern. Sie ahnen vielleicht noch, dass sie geträumt haben, aber das war's oft auch schon. Das ist ganz normal: Sobald wir die Augen aufschlagen, sickern die Trauminhalte nach und nach zurück ins Unbewusste. Selbst wenn wir uns direkt beim Aufwachen noch an einen Traum erinnern: Schon ein paar Stunden später ist die Erinnerung verblasst, und was uns morgens noch ganz realistisch vorkam, erscheint uns im Nachhinein völlig absurd. Es kann sich jedoch lohnen, genauer hinzuschauen und den Traum zu analysieren. Wer Lust hat, sich mit seinen Träumen zu beschäftigen, sollte dabei vor allem auf die Gefühle achten, die ein Traum hervorgerufen hat. Fühlte man sich zufrieden, unruhig, ängstlich, gestresst, wütend oder glücklich? Und welche Botschaft könnte dahinterstecken, wenn man diese Gefühle mit der Realität abgleicht? Was könnte einem der Traum mitsamt den dazugehörigen Gefühlen sagen wollen?

Kommt in einem Traum das eigene Haus oder die eigene Wohnung vor, dann deuten wir das in der Psychologie heute als das Innere der träumenden Person. Das Gleiche gilt, wenn jemand von seinem eigenen Wohnzimmer oder dem Haus seiner Kindheit träumt. Ein Haus im Traum ist für uns Schlafforscher immer ein Synonym für die Innenwelt der träumenden Person, seine Psyche.

Auch zwischenmenschliche Beziehungen, die uns gerade beschäftigen, spielen in unseren Träumen eine wichtige Rolle.

Dass Träume uns einen Blick in die Zukunft vermitteln, glaubt heute kaum jemand, denn die Dinge, von denen wir träumen, treten selten ein. Allerdings können Träume eine Möglichkeit sein, auf vorhandene Probleme aufmerksam zu machen, die nach dem Aufwachen überprüft werden können.

Manche Träume sind stark verbreitet. Zum Beispiel hat wohl jeder schon mal geträumt, zu fallen, zu spät zu einem Termin zu kommen oder zu rennen, ohne voranzukommen. Mit großer Erleichterung erwachen wir auch aus Träumen auf, in denen wir uns nackt unter bekleideten Menschen befinden. Welche Emotionen spielen bei diesen Träumen die Hauptrollen? Angst und Scham. Wer fällt, versehentlich zu spät kommt oder nackt in der Öffentlichkeit herumläuft, erlebt einen massiven Kontrollverlust. Dahinter steckt eigentlich immer Versagensangst, weil wir oder unser Umfeld zu hohe Erwartungen an uns stellen.

Fallen steht in der Traumdeutung auch für die Angst vor dem Alleinsein oder Verlustangst generell. In Träumen, in denen wir vor etwas oder jemandem wegrennen wollen, aber nicht vom Fleck kommen, geht es ebenfalls um Angst. Wir fürchten nicht sosehr, tatsächlich von jemandem verfolgt zu werden, sondern laufen in der Realität vor etwas davon. Das könnte beispielsweise ein Problem sein, vor dem wir die Augen verschließen.

Viele Menschen kennen den Traum, in dem ihnen die Zähne ausfallen. Dahinter kann die Angst vor Krankheiten stecken oder eine allgemeine Verlustangst. Manche sind der Meinung, dass das Motiv des Zahnverlusts immer dann in Träumen auftritt, wenn es im Leben zu einschneidenden Ereignissen kommt. Wissenschaftlich bewiesen ist das aber nicht.

Wenngleich viele Traummotive häufig vorkommen, träumen dennoch nicht alle Menschen auf der Welt das Gleiche. Ein internationales Forscherteam der kanadischen Universität Toronto und des Genfer Universitätsspitals in der Schweiz hat 2023 etwas Interessantes herausgefunden:[37] Indigene Menschen in Afrika träumen offenbar andere Dinge als Menschen in Nordamerika und Europa. In Tansania und der Demokratischen Republik Kongo waren die Träume der indigenen Bevölkerung im Rahmen der Untersuchung viel bedrohlicher als die Träume der Menschen in der Schweiz, in Belgien und Kanada. Die indigenen Männer und Frauen träumten häufiger von lebensgefährlichen Situationen, welche aber meistens gut ausgingen. Ihre Träume sind den

Wissenschaftlern zufolge stärker sozial orientiert als unsere, in denen es vorrangig um unsere persönlichen Ängste geht.

40. Wie kann ich mich gegen Albträume wappnen?

Tipps, mit denen sich garantiert jeder Albtraum verhindern lässt, habe ich leider nicht. Aber es gibt ein paar Maßnahmen, mit denen Sie das Risiko eines nächtlichen Angsttraums verringern können. Regel Nummer eins: Essen Sie spät abends nicht zu schwer. Wenn Magen und Darm noch stundenlang damit beschäftigt sind, deftiges Essen zu verdauen, wird die Nacht fürs Gehirn unruhig. Besser wäre, nicht zu spät und möglichst immer zur selben Zeit zu Abend zu essen. Regelmäßigkeit zahlt sich auch aus, was die Schlafenszeit angeht. Wer immer zur selben Zeit zu Bett geht, verringert die Albtraum-Gefahr deutlich. Wenn Sie hingegen vorm Schlafengehen Alkohol getrunken haben, laufen Sie eher Gefahr, dass sich nachts ein schlechter Traum ins Hirn schleicht.

Sie sehen schon: Dieselben Verhaltensweisen, die guten Schlaf fördern, beugen Albträumen vor. In der Schlafmedizin nennen wir das Schlafhygiene. Etwas schwieriger wird's, wenn Menschen unter einer sogenannten Schlafapnoe leiden. Diese Form der Schlafstörung geht mit nächtlichen Atemaussetzern (siehe auch Kapitel 81) einher, welche die Wahrscheinlichkeit für Albträume stark erhöhen. Weil die Atmung bei Betroffenen regelmäßig für Sekunden bis Minuten aussetzt, kommt es immer wieder zu einer Unterversorgung mit Sauerstoff. Besonders empfindlich reagieren darauf die Sauerstoffrezeptoren im Gehirn: Dem zentralen Nervensystem geht der Sauerstoff aus? Dann besteht Lebensgefahr!

Die Rezeptoren lösen eine Stressreaktion aus, die den ganzen Körper in einen Alarmzustand versetzt. Das Gehirn kämpft regelrecht ums Überleben, Panik breitet sich aus – erholsamer Schlaf sieht anders aus. Wer häufig Albträume hat, sollte sich daher fragen, ob er vielleicht schnarcht und sich daraus eine Schlafapnoe entwickelt haben könnte.

Um Albträumen vorzubeugen, kann es hilfreich sein, tagsüber über die eigenen Ängste zu sprechen, in der Familie oder im Freundeskreis. In unseren Träumen kommen vor allem unsere verdrängten Ängste und Gefühle an die Oberfläche, wie ich schon in vorherigen Kapiteln erläutert habe.

Besonders extrem erleben das Menschen, die ein Trauma erlebt und davon eine sogenannte Posttraumatische Belastungsstörung (PTBS) davongetragen haben (siehe Kapitel 65). Sie leiden in der Folge häufig unter wiederkehrenden Albträumen, weil die Traumatisierung mit starken Gefühlen verbunden war und sich deshalb tief in ihr Gedächtnis eingegraben hat. Wer gegen diese Erinnerungen ankämpft und sie zu verdrängen versucht, wird unweigerlich Albträume bekommen. Verschwinden werden diese nur, wenn sich Betroffene in einer Therapie mit ihrem Trauma auseinandersetzen. Seit einigen Jahren gibt es gegen häufige oder wiederkehrende Albträume eine psychotherapeutische Behandlung, die »Imagery Rehearsal Therapy«, kurz »IRT« genannt.[38] Dort durchleben die Betroffenen ihren Albtraum unter therapeutischer Aufsicht gedanklich noch einmal, überschreiben aber mithilfe von Visualisierungstechniken den Ausgang ihres Traums und kreieren so ein Happy End.

Ob Trauma oder nicht, generell gilt: Wer offen mit seinen Ängsten umgeht, hat die schöneren Träume. Aus der Schlafforschung ist bekannt, dass extrovertierte Menschen, die sich intensiv mit anderen über ihre Probleme austauschen, weniger anfällig für Albträume sind als Introvertierte. Letztere müssen sich immer ein wenig mehr anstrengen, wenn sie ihre Albträume loswerden wollen. Wenn Sie selbst zu den introvertierten Menschen gehören und es Ihnen schwerfällt, über Ihre Gefühle zu sprechen, empfehle ich Ihnen, Ihre Angstträume aufzuschreiben. Den Horror in Worte zu fassen, wirkt, als würde man die schlechten Gedanken ablegen und das Gehirn davon befreien. Das wird Sie entspannen, sodass Sie besser schlafen können.

41. Wie wirken sich gesellschaftliche Entwicklungen auf mein Gemüt aus?

Um diese Frage zu beantworten, habe ich bei einer Gruppentherapie meine Patientinnen und Patienten gefragt, welche aktuellen gesellschaftlichen Entwicklungen sie am meisten belasten. Auf Platz eins der Liste: Social Media. Bei jüngeren und vielleicht noch unsicheren Menschen wirken diese Plattformen allein schon deshalb negativ auf die Psyche, weil sich die Influencerinnen und sonstigen Akteure auf den Kanälen von ihrer besten Seite zeigen. Jede und jeder ist dort schön und erfolgreich, alle haben ein unfassbar aufregendes Leben. Gerade junge Leute vergleichen sich gern, und in diesem Vergleich kann man eigentlich nur verlieren – wer kann mit diesen scheinbar perfekten Menschen mithalten? Ich kann an dieser Stelle nur warnen: Ein ohnehin schon angekratztes Selbstbewusstsein zerkrümelt durch Social Media noch mehr. Sind Menschen noch dazu anfällig für psychische Erkrankungen, können Social-Media-Aktivitäten fatale Folgen haben. Mobbing, Bullying oder Cyberstalking sind auch Themen der heutigen Zeit, für die die sozialen Medien beste Voraussetzungen schaffen. Denn auf den digitalen Plattformen trauen sich viele, Dinge zu schreiben, die sie niemals jemandem ins Gesicht sagen würden. Für Einzelne, die dabei beschimpft oder beleidigt werden, kann das zur großen psychischen Belastung werden. Auf den Social-Media-Plattformen geht es zudem längst nicht mehr nur um die neuesten Beauty-Tricks oder Ernährungstrends. Nachrichten aus aller Welt haben Einzug in die sozialen Medien gehalten, und wer morgens durch seine Timeline scrollt, startet den Tag nicht selten mit katastrophalen Bildern aus Kriegsgebieten oder den neusten erschreckenden Daten zur Klimakrise. Wie soll man da nicht in Sorge geraten? Für den Schlaf sind Sorgen leider Gift, wie wir mittlerweile wissen. Sie kreisen in Form der immer gleichen Gedanken durch unseren Kopf, und anstatt einzuschlafen liegen wir stundenlang wach und grübeln. Der Körper schüttet dabei Stresshormone aus, die uns nachts immer wieder aufwachen lassen, wenn wir gerade vor Erschöpfung endlich eingeschlafen sind. Werden wir schließlich morgens wach und denken mit dem Blick aufs Smartphone direkt wieder an die Krisen und Probleme dieser Welt, sind wir nach der unruhigen Nacht nicht nur müde und pessimistisch, sondern können regelrecht in eine depressive Stimmung rutschen.

Ich will die Digitalisierung nicht verteufeln, doch ohne Social Media war vieles einfacher im Leben. Ich bin davon überzeugt und sehe es täglich in unserer Klinik, dass die sozialen Medien psychische Probleme und damit auch die Schlafstörungen verstärkt haben. Wissenschaftliche Studien dazu bestätigen meine Erfahrung. So ergab etwa eine Untersuchung an der Ruhr-Universität Bochum, dass schon 30 Minuten weniger Social-Media-Nutzung täglich die psychische Gesundheit und die Arbeitszufriedenheit von erwachsenen Angestellten in Deutschland messbar verbessert.[39] Anders gesagt: »Digital Detox« lohnt sich. Nehmen Sie das Smartphone am besten gar nicht mit ins Schlafzimmer, begrenzen Sie die zeitliche Nutzung Ihrer Social-Media-Kanäle und lassen Sie Instagram und Co. ruhig auch mal ein Wochenende ruhen.

42. Kann schlechter Schlaf der Vorbote einer psychischen Erkrankung sein?

Statt eine knappe Antwort auf diese Frage zu geben, würde ich gern von einer meiner Patientinnen berichten.

Martina leidet an einer bipolaren Störung. Etwa ein bis drei Prozent der Erwachsenen sind von dieser Erkrankung betroffen,[40] Frauen und Männer gleichermaßen. Die Ursachen sind unklar, doch es wird angenommen, dass genetische Faktoren, Botenstoffe im Gehirn und soziale Aspekte eine Rolle spielen. Wir wissen auch, dass eine bipolare Störung häufiger bei Menschen auftritt, die sehr kreativ sind.

Bei der Erkrankung wechseln sich manische und depressive Phasen ab. Betroffene erleben Zeiten voller Tatendrang und Optimismus, entwickeln jedoch ebenfalls depressive Episoden.

Auch meine Patientin Martina litt schon einige Jahre, bevor sie zu mir kam, unter extremen Stimmungsschwankungen. In schlechten Phasen fühlte sie sich unruhig und war leicht reizbar, schon Kleinigkeiten konnten sie aus der Haut fahren lassen. Zuerst dachte Martina, diese Launen hätten mit ihrem Zyklus und den dazugehörigen Hormonschwankungen zu tun. Doch irgendwann wurden die Stimmungshochs und -tiefs immer ausgeprägter und traten unabhängig von ihrer Periode auf.

Es ging so weit, dass Martina sich in depressiven Phasen völlig zurückzog und sogar Suizidgedanken hatte. Zwischendurch gab es trotzdem immer wieder bessere Zeiten. In denen war Martina richtig gut drauf und unternehmungslustig. Sie traf sich mit Leuten, war viel unterwegs und sehr produktiv. Ich diagnostizierte eine bipolare Störung, die diese Stimmungswechsel verursachte. Martina war vor meiner Diagnose noch etwas anderes aufgefallen: Jedes Mal, bevor sie wieder in das nächste Stimmungstief rutschte, fühlte sie sich extrem müde. Während ihr normalerweise sieben bis acht Stunden Schlaf genügten, lag ihr Schlafbedarf kurz vor einer depressiven Episode bei neun bis zehn Stunden. Und obwohl sie viel geschlafen hatte, kam sie morgens kaum aus dem Bett und fühlte sich tagsüber träge und müde. Ging es dagegen wieder aufwärts mit ihrer Stimmung, verringerte sich auch ihr Schlafbedarf. Manchmal reichten Martina in ihren Hochphasen nur vier Stunden Schlaf, um sich am nächsten Tag fit und ausgeruht zu fühlen. Der Schlaf, das merkte sie, war wie ein Vorbote für die nächste extreme Phase – das perfekte Krisenbarometer. Je nachdem, wie viele Stunden Schlaf sie benötigte, wusste sie, ob sich als Nächstes eine manische oder eine depressive Phase entwickeln würde. Das half Martina nach der Diagnose, besser mit ihren Stimmungsschwankungen umzugehen. Wenn ihr Schlafbedarf wieder stieg, vereinbarte sie rechtzeitig einen Termin bei mir, sodass wir die depressiven Phasen besser auffangen konnten. Umgekehrt nahm sie vorübergehend Schlafmittel, damit die Phasen mit wenig Schlafbedarf nicht so extrem ausfielen. Zusätzlich ver-

schrieb ich ihr Psychopharmaka zur Therapie bipolarer Störungen, sogenannte Stimmungsstabilisatoren. Diese sorgten zusätzlich dafür, die Krankheit unter Kontrolle zu behalten.

Schlafstörungen gelten auch bei anderen psychischen Erkrankungen wie Depressionen oder Schizophrenie als Vorbote für eine Verschlechterung der Symptome. Und viele Patientinnen und Patienten, die wegen einer Psychose bei mir waren, berichteten, dass sie schon vorher wochenlang schlecht oder nur ganz wenig geschlafen hatten. So, wie sich eine Erkältung mit Halskratzen bemerkbar macht, kündigt sich eine psychische Erkrankung also häufig mit Schlafproblemen an. Das Gleiche gilt für Demenz: Lange vor der Diagnose leiden viele Betroffene unter einem gestörten Schlafrhythmus.

Ich will Ihnen aber keine Angst machen: Das bedeutet umgekehrt natürlich nicht, dass jeder, der schlecht schläft, eine schwere Erkrankung hat. Es gibt eine Reihe anderer Gründe für Schlafstörungen, und die meisten sind harmlos.

43. Kann ich lernen, mich durch einen Powernap wieder fit zu machen?

Ich versichere Ihnen, dass Sie das auf jeden Fall lernen können! Beim Powernap handelt es sich um ein kurzes Schläfchen tagsüber. Ein Nickerchen sozusagen, das kurzfristig für Erholung sorgt und die Akkus für den Rest des Tages auflädt. Nicker-*chen*, Schläf-*chen* – Sie ahnen schon, dass es sich bei dieser Art zu schlafen nicht um ein stundenlanges Schlummern handelt. In der Tat sollte ein Powernap nicht länger als 15 bis 20 Minuten dauern. Ich empfehle Ihnen, sich dafür gar nicht erst ins Bett zu kuscheln, sondern nur kurz auf einer Liege auszuruhen, sich aufs Sofa zu lümmeln oder vielleicht sogar im Sitzen in einem bequemen Sessel einzunicken. Ziel eines Powernaps ist nämlich nicht, in einen tiefen Schlaf zu fallen. Im Gegenteil: Sie dösen zwar langsam ein, als würden Sie einschlafen. Doch kurz bevor Ihr Gehirn in die Tiefschlafphase übergleiten will, wecken Sie es wieder auf. Um diesen Moment nicht zu verpassen, ist es wichtig, sich beim Powernappen einen Wecker zu stellen. Oder, wie schon gesagt, im Sitzen zu schlafen. Dann klappt's auch ohne Wecker. Denn während wir im Liegen nicht merken, dass wir tief und fest schlummern, werden wir im Sitzen oft von selbst wach, sobald der Körper in den Tiefschlaf fällt. Dabei entspannen sich nämlich schlagartig alle Muskeln. Das hat zur Folge, dass uns im Sitzen der Kopf nach vorn kippt oder das Smartphone aus der Hand rutscht. Wenn Sie das nächste Mal Zug fahren, dann denken Sie an meine Worte: Bestimmt sitzt irgendwo in Ihrer Nähe jemand, der nur mal kurz die Augen schließt, scheinbar vor sich hindöst – und beim Halt am nächsten Bahnhof kippt plötzlich sein Kopf nach vorn. Dann wissen Sie Bescheid: Tiefschlaf-Alarm! Aber wir schweifen ab. Sie möchten das Powernappen ja erlernen. Ich kann Sie dazu nur ermutigen, denn es lohnt sich. Weil es wirklich erholsam ist, sich mitten am Tag kurz auszuruhen und abzuschalten. Nach dem Mittagessen etwa oder wenn Sie das Gefühl haben, im Laufe des Tages einen toten Punkt erreicht zu haben. Unser Körper ist gar nicht dafür gemacht, 16 Stunden am Stück auf Hochtouren zu laufen. Zwischendurch braucht er einfach eine Pause. Hier kann ein Powernap Wunder wirken. Jetzt werden Sie vermutlich sagen, dass Sie es niemals schaffen werden, in 15 Minuten einzuschlafen. Sonst hätten Sie ja nicht dieses Buch gekauft. Ich gebe zu: Wer eher lange zum Einschlafen braucht, wird sich mit dem Powernappen etwas schwerer tun als Menschen, die es vorm Einschlafen so gerade noch schaffen, das Licht auszuschalten. Doch tagsüber kurz wegzunicken und abends im Bett einzuschlafen sind zwei unterschiedliche Dinge. Auch schlechte Schläfer können nappen. Ich kenne viele Menschen, die mit etwas Übung zu wahren Nickerchen-Champions mutiert sind. Die wichtigste Regel beim Mittagsschläfchen: bloß nicht in den Tiefschlaf geraten. Denn dann fühlt man sich beim Aufwachen mieser als vorher und ist womöglich für den Rest des Tages völlig durcheinander und erschöpft. Stellen Sie daher unbedingt einen Timer – Nickerchen-Anfänger auf 30 Minuten, fortgeschrittene Napper, die schneller eindösen, auf 20 Minuten. Zum Üben begeben Sie sich in einen ruhigen Raum, sobald Sie sich tagsüber müde fühlen. Vielleicht können Sie das Fenster ein bisschen abdunkeln. Setzen Sie sich auf einen bequemen Sessel, eine Liege oder ein Sofa. Läuft der Timer? Gut.

Dann schließen Sie die Augen und atmen mit geschlossenem Mund gleichmäßig ein und aus.

Entspannen Sie ganz bewusst die Muskeln und lassen Sie Ihre Gedanken vor Ihrem inneren Auge wie Schäfchenwolken am Himmel vorbeiziehen. Konzentrieren Sie sich dabei nicht auf einzelne Themen, sondern lassen Sie die Gedanken kommen und gehen, ohne ihnen weiter Beachtung zu schenken. Das reicht meist schon, um binnen weniger Minuten kurz wegzunicken.

Als Alternative zum Timer schwören manche auf den Trick mit dem Schlüsselbund: Halten Sie in einer Hand Ihre Schlüssel, wenn Sie kurz im Sitzen schlafen wollen. Beginnt die Tiefschlafphase, werden Ihnen aufgrund der plötzlichen Muskelentspannung die Schlüssel aus der Hand fallen, und von dem Geräusch werden Sie wach. Schlüsselbund, Smartphone-Timer oder Wecker – probieren Sie aus, was am besten zu Ihnen passt. Und stressen Sie sich nicht, wenn es beim ersten Nickerchen-Versuch nicht gleich klappt mit dem Einschlafen. Das ist überhaupt nicht schlimm. Manchmal braucht Powernapping einfach etwas Übung. Mit der Zeit werden Sie immer besser darin. Und selbst wenn Sie in den 20 bis 30 Minuten nicht geschlafen haben, werden Sie sich nach der kurzen Pause erholter fühlen. Gelingt es jedoch nach mehreren Mittagsschlafversuchen partout nicht, innerhalb der halben Stunde kurz einzuschlafen, sollten Sie sich ablenken. Mit einem Podcast oder einem Hörbuch zum Beispiel. Wie früher als Kind, erinnern Sie sich? Beschränken Sie sich pro Tag allerdings bitte nur auf ein Nickerchen. Sonst werden Sie nachts nicht zur Ruhe kommen, weil Sie einfach nicht müde genug sind. Manche Schlafexperten raten Menschen mit Schlafstörungen übrigens ganz von Powernaps ab. Ich gehöre nicht dazu. Denn wer nachts immer wieder schlecht schläft, ist tagsüber furchtbar müde. Es wäre eine Strafe, dann keinen Mittagsschlaf machen zu dürfen! Doch ich möchte erneut darauf hinweisen: Mehr als ein Powernap pro Tag sollte es nicht sein, und länger als 20 Minuten sollte die Mini-Auszeit nicht dauern. Viel Erfolg beim Üben!

44. Schlafe ich besser am Stück oder in Häppchen?

Das ist nicht so klar und bündig zu beantworten, denn die Gesundheitsempfehlungen, die auf wissenschaftlichen Daten beruhen, stimmen zwar für die meisten Menschen, beziehen sich aber niemals auf alle. Anders gesagt: Ausnahmen bestätigen die Regel. Auf die Frage nach dem Häppchen-Schlaf bezogen bedeutet das, dass die allermeisten Menschen besser am Stück schlafen sollten, also die klassischen sieben bis acht Stunden pro Nacht. Ich kenne aber Menschen, die in der Nacht vier bis fünf Stunden schlafen, sich tagsüber für weitere zwei, drei Stunden aufs Ohr legen und damit seit Jahren gut zurechtkommen. Anders als beim polyphasischen Schlaf (siehe Kapitel 7) kommen sie ja auch auf ihre sieben bis acht Stunden Schlaf pro Tag. Vor allem in wärmeren Ländern kommt dieser Schlafrhythmus häufig vor, wo man mittags aufgrund der Hitze eine längere Siesta pflegt. Je länger diese Pause, desto geringer ist dann abends der sogenannte Schlafdruck: Wer sich eine Siesta von zwei Stunden gönnt, wird nachts sicher nicht acht Stunden gut schlafen können. Bei Erwachsenen können zwei längere Schlafphasen allerdings sinnvoll sein, wenn sie im Schichtdienst tätig sind. Manche legen sich morgens, wenn sie von der Arbeit nach Hause kommen, erst mal für drei, vier Stunden hin. Weil das nicht genügt, um dauerhaft auf genug Schlaf zu kommen, folgt eine zweite ebenso lange Schlafphase kurz vor der nächsten Schicht. Das ist vielleicht nicht ideal, für Schichtarbeitende jedoch oft die beste Möglichkeit, um verpassten Schlaf nachzuholen. Schlafen in Häppchen empfehle ich außerdem stillenden Müttern oder Eltern mit kleinen Kindern, die noch nicht gut durchschlafen. Noch mal kurz hinlegen, wenn das Kind nach einer unruhigen Nacht in der Kita ist? Wieso nicht – tun Sie es, wenn es die Möglichkeit gibt! Stillende Mütter bekommen in der Nacht oft furchtbar wenig Schlaf. Sie sollten jede Minute nutzen, um aufzuholen. Legen Sie sich hin, sobald das Baby schläft! Nutzen Sie wirklich jede Gelegenheit, um sich auszuruhen, und stürzen Sie sich nicht in Arbeit oder Erledigungen, wenn der Säugling Sie ausnahmsweise gerade nicht braucht.

45. Hilft Sport, um gut zu schlafen?

So viel steht fest: Wer regelmäßig Sport treibt, schläft besser. Die Weltgesundheitsorganisation (WHO) rät Erwachsenen, zur allgemeinen Gesunderhaltung jede Woche 150 bis 300 Minuten lang in Bewegung zu sein.[41] Das sind zweieinhalb bis fünf Stunden Sport. Oberstes Ziel sind Ausdaueraktivitäten von moderater Intensität, also zum Beispiel lockeres Joggen, Nordic Walking oder Fahrradfahren. Daneben sollten mindestens zwei Krafttrainingseinheiten pro Woche absolviert werden. Das klingt nach viel, doch der menschliche Körper ist eigentlich wie dafür geschaffen, täglich 20 Kilometer oder mehr zu Fuß zurückzulegen. Die Realität hingegen sieht für die meisten von uns anders aus. Statt zu gehen sitzen wir viel zu oft. Für den Schlaf ist das Gift. Powern wir uns nämlich tagsüber nicht aus, bauen wir Stress schlechter ab und sind unausgeglichen. Körperliche Aktivität erhöht den Schlafdruck – und je höher der ist, desto besser schlafen wir ein und durch. Wir sollten müde sein, bevor wir schlafen gehen, sage ich immer. Das klingt banal, ist aber wichtig zu wissen. Denn wer abends nicht müde ist, braucht sich gar nicht erst hinzulegen – der Schlaf wird sich nicht einstellen. Und was macht uns müde? Sport! Je mehr wir uns tagsüber bewegen, desto mehr freuen wir uns abends auf unser Bett. Es kommt allerdings auf das Timing an. Kaum jemand kann nach sportlichen Höchstleistungen sofort selig einschlummern. Der Körper ist noch viel zu aufgeputscht vom Training. Es dauert eine Weile, bis er seine Systeme heruntergefahren hat und bereit für den Schlafmodus ist. Den eher schlechten Schläferinnen und Schläfern empfehle ich deshalb, zwischen dem Sport und dem Zubettgehen drei bis vier Stunden verstreichen zu lassen. Jenen Glücklichen, denen Schlafstörungen fremd sind, reichen vermutlich zwei Stunden zum Runterkommen. Es hängt natürlich auch von der Sportart und der eigenen Fitness ab, wie sich ein Training auswirkt. Yoga kann für die einen unglaublich entspannend und schlaffördernd sein, andere hingegen stoßen bei den Übungen an ihre Leistungsgrenze und werden entsprechend genervter. Allgemein gilt: Je anstrengender ein Training für Sie persönlich ist, desto wichtiger ist es, dass der Körper zwischen Sport und Schlafen Zeit zum Runterkommen hat. Gegen einen Abendspaziergang vor dem Zubettgehen ist aber nichts einzuwenden – der wirkt immer entspannend, und Sie können obendrein frische Luft schnappen.

Wie intensiv die sportliche Belastung sein sollte, um danach gut schlafen können, ist individuell verschieden. Wenn Sie Ihren Schlaf verbessern wollen, kommen Sie um Sport aber nicht herum. Regelmäßige Bewegung gehört zur Selbstfürsorge, denn sie fördert sowohl die körperliche als auch die psychische Gesundheit und kann den Alterungsprozess verlangsamen.

Egal, mit wie viel Stress Sie an Ihrem Arbeitsplatz zu kämpfen haben: tricksen Sie Ihren inneren Schweinehund aus und planen Sie Zeit für Sport ein, am besten mehrmals pro Woche. Durch Bewegung verarbeiten Sie Ärger, Wut und Streitigkeiten, statt diese mit ins Bett zu nehmen. Niemand hat verdient, die Nacht mit seinem Groll zu verbringen. Das führt auf Dauer fast immer zu psychosomatischen Symptomen wie Kopfschmerzen, Herzklopfen, Schlaf- oder Verdauungsstörungen. Sport dagegen ist das beste Ventil zum Stressabbau, er entspannt die Psyche und macht Sie müde und glücklich. Und er muss auch nicht viel kosten, außer Überwindung!

46. Welche Ernährung fördert einen erholsamen Schlaf?

Es gibt tatsächlich Lebensmittel, die uns besser schlafen lassen – und solche, die das Einschlafen eher erschweren. Schlaffördernd wirken abends grundsätzlich Mahlzeiten, die ungefähr zu zwei Dritteln aus Proteinen und zu einem Drittel aus Kohlenhydraten bestehen. Proteine, also Eiweiß, sind aneinandergereihte Aminosäuren. Es gibt 20 verschiedene, acht davon kann der Körper nicht selbst herstellen. Er muss sie mit der Nahrung aufnehmen, weshalb sie essenzielle Aminosäuren heißen. Zu den essenziellen Aminosäuren gehört Tryptophan. Der Körper benötigt es unter anderem als Baustein für das Schlafhormon Melatonin. Auch für die Produktion des Botenstoffs Serotonin, der das Einschlafen erleichtert, ist Tryptophan wichtig. Es lohnt sich also, wenn Sie diese Aminosäure einige Stunden vor dem Schlafengehen zu sich nehmen, damit Ihr Körper alles Nötige hat, um Melatonin und Serotonin herzustellen. Tryptophan steckt in vielen eiweißreichen Lebensmitteln, zum Beispiel in Hartkäse, Sojabohnen, Linsen, Cashewkernen, Erdnüssen, Thunfisch, Makrele, Lachs oder Hühnchenfleisch. Auch dunkle Schokolade enthält Tryptophan. Ein Vollkornbrot mit Emmentaler, Linsensuppe, ein Stück Lachs oder Huhn zum Abendessen wären also ideal. Gegen das Snacken von ein paar Erdnüssen oder Cashewkernen vor dem Fernseher spricht aus schlafmedizinischer Sicht auch nichts. Und was ist mit einem Glas warmer Milch mit Honig, Omas Klassiker zum Einschlafen? Die enthält verglichen mit Emmentaler oder Erdnüssen eher wenig Tryptophan. Dass wir nach einer solchen Tasse besser einschlafen können, führt die Wissenschaft deshalb inzwischen vor allem auf den psychologischen Effekt zurück – das Gefühl von

Geborgenheit und die Kindheitserinnerungen, die heiße Milch mit Honig in uns weckt. Mein Tipp, wenn Sie trotzdem nicht darauf verzichten möchten: Erwärmen Sie statt Kuhmilch abends eine Tasse Cashew-, Soja- oder Mandelmilch und lösen Sie darin einen Löffel Honig auf. Das Getränk schmeckt ähnlich gut und liefert beides – die für den Schlaf wichtige Aminosäure Tryptophan sowie Erinnerungen an die Geborgenheit bei Oma. Jetzt wissen Sie, welche Lebensmittel den Schlaf fördern. Jene, die ihn stören, sollten Sie aber auch kennen. Dazu gehören zum Beispiel alle üppigen, deftigen Mahlzeiten, die viel Fett und Öl enthalten. Speisen, die schwer im Magen liegen, Schweinshaxe mit Knödeln zum Beispiel, Schnitzel mit Pommes, Hamburger, Kartoffelgratin. Mit solchen Mahlzeiten, vor allem, wenn sie spät verzehrt werden, ist das Verdauungssystem die ganze Nacht beschäftigt. Es hat dann keine Möglichkeit, sich auszuruhen, und an entspannten Schlaf ist kaum zu denken. Sogar die Wahrscheinlichkeit von Albträumen steigt nach einem üppigen Essen (siehe Kapitel 40). Liegt zwischen dem Verzehr dieser Speisen und dem Zubettgehen dagegen ausreichend Zeit, verbessert sich die Chance für einen gesünderen Schlaf. Drei Stunden sollten es mindestens sein – je deftiger das Essen war, desto größer sollte der zeitliche Abstand sein. Ähnliches gilt für Alkohol: Zwei Stunden sollten zwischen einem Glas Wein und dem Zubettgehen liegen, damit der Alkohol den Schlaf nicht stört. Als Schlummertrunk eignet sich Alkohol ohnehin nicht (siehe Kapitel 48). In den sozialen Medien kursiert stattdessen ein ganz anderes Einschlafgetränk unter dem Namen »Sleepy Girl«. Es handelt sich dabei um eine Mischung aus Kirschsaftkonzentrat, Magnesium und stillem Wasser. Ich habe es selbst noch nicht ausprobiert. Es könnte aber tatsächlich beim Einschlafen helfen, weil das Magnesium die Muskeln entspannt. Das Vitamin C aus dem Kirschsaft ist zwar kein Schlafmittel, jedoch wichtig für das Immunsystem und wird vom Körper am besten im Schlaf aufgenommen.

Eines noch: Wenn ich empfehle, abends nicht zu spät deftig zu essen, dann könnten manche auf die Idee kommen, dass es sinnvoll sei, das Abendessen wegzulassen. »Dinner Canceling« gilt immerhin als Anti-Aging-Trick und Abnehmwunder. Doch ich halte nichts von einem Essverbot. Um gut zu schlafen, ist es wirklich nicht nötig, das Abendessen wegzulassen. Im Gegenteil: Für manch einen wäre es stressig, mit knurrendem Magen einzuschlafen. Schlaffördernd ist das nicht. Für den Schlaf ist alles sinnvoll, was angenehm ist.

47. Sind Netflix & Co. gut für meinen Schlaf?

Diese Frage kann ich Ihnen mit einem Jein beantworten. Ich möchte Streaming nicht grundsätzlich verteufeln, denn es kann auch positiv sein, gedanklich in einen Film oder eine Serie abzutauchen, um sich abzulenken. Man ist neugierig, wie es weitergeht, kann die nächste Folge kaum erwarten und fiebert mit. Das blendet die eigenen Sorgen eine Zeit lang völlig aus, was wirklich entspannend sein kann. Auch für Menschen, die aufgrund von Tinnitus nicht einschlafen können, kann es gut sein, sich mit einem Film vor dem Zubettgehen vom Ohrgeräusch abzulenken und den Tinnitus so für eine Weile zu vergessen. Fernsehen ist für viele Menschen ein wichtiger Teil des Alltags. Statistisch lag die Fernsehzeit von Erwachsenen im Jahr 2022 bei durchschnittlich 195 Minuten am Tag.[42] Das sind mehr als drei Stunden – wow.

Die heutigen Möglichkeiten des Streamings haben aber auch Nachteile, da es kein Limit gibt und das Angebot unerschöpflich scheint. Während wir früher eine Woche auf den nächsten Teil unserer Lieblingsserie warten mussten, können wir unseren Lieblingsfilm heute zu jeder Uhrzeit schauen oder eine komplette Staffel der gerade angesagten Serie am Stück sehen. Wir finden kein Ende, wollen unbedingt wissen, wie es weitergeht, und ziehen uns regelrecht süchtig zahlreiche Folgen rein – »Binge-Watching« heißt das umgangssprachlich, vom englischen Wort »binge« für »Saufgelage«. Mittlerweile zeigen Studien, dass solche Serienmarathons der psychischen Gesundheit schaden, weil sie Stress und Angstzustände fördern. Während der Covid-Pandemie, das belegen Daten, stand Binge-Watching mit Depressionen und Schlafstörungen im Zusammenhang.[43] Selbst, wenn keine manifeste Schlafstörung entsteht: Schauen wir bis tief in die Nacht, obwohl wir am nächsten Morgen früh aufstehen müssen, führt Streaming jedenfalls zu einem Schlafdefizit. Das blaue Licht der Bildschirme steht zudem im Verdacht, die Produktion des Schlafhormons Melatonin im Körper zu unterdrücken. Und denken Sie daran: Im Schlaf prägt sich all jenes besser ins Gedächtnis ein, womit wir uns kurz vor dem Einschlafen beschäftigt haben. Das kann das Lernen unterstützen, aber auch schlechte Träume bereiten oder uns schlechter einschlafen lassen. Achten Sie also darauf, *was* Sie sich anschauen, wenn Sie sich an dem Abend keine weiteren Aktivitäten vorgenommen haben. Wer nach einem romantischen Liebesfilm oder einer informativen Tierdokumentation zu Bett geht, wird mit diesen Bildern im Kopf wahrscheinlich besser schlafen als jemand, der sich mit Zombies, Psychopathen und Serienkillern beschäftigt hat.

Dazu fällt mir eine indianische Weisheit vom Volk der Cherokee[44] ein, von der ich mal gehört habe. Demnach kämpfen in jeder menschlichen Seele zwei Wölfe gegeneinander, ein guter und ein böser. Der böse steht für alles Negative – für Sorgen, Zorn, Neid, Schmerz, Gier und Arroganz. Der gute Wolf hingegen fördert das Positive, also beispielsweise Freude, Liebe, Hoffnung, Heiterkeit, Großzügigkeit, Ehrlichkeit, Empathie. Und welcher Wolf gewinnt den inneren Kampf? Jener, den wir füttern, sagen die Cherokee. Der gute Wolf, heißt es, ernährt sich von schönen Gefühlen und Erlebnissen, der böse von allem Negativen. Ich weiß nicht, ob Netflix-Serien im Sinne der indigenen Bevölkerung Nordamerikas wirklich Wolfsfutter sind. Aber falls ja, dann schauen Sie sich vor dem Schlafengehen anstelle des Kriegsfilms lieber eine kitschige Romanze an. Aber bitte nicht vom Bett aus! Soll entspannter Schlaf möglich sein, hat ein Fernseher oder ein Laptop im Schlafzimmer nichts zu suchen. Im Schlafzimmer sollten Sie möglichst nur schlafen oder Sex haben, nichts weiter. Wenn Sie Ihr Bett nur sehen, sollten Sie das gedanklich sofort mit Schlafen in Verbindung bringen, nicht mit Ihrer aktuellen Lieblingsserie. Sonst kann diese tatsächlich eine Schlafstörung hinaufbeschwören, falls Sie zum Einschlafen drei, vier Stunden oder länger streamen. Manche Menschen, die vor dem Schlafen fernsehen, stellen sich einen Sleeptimer, sodass sich der Fernseher oder Laptop irgendwann von allein ausschaltet, nachdem sie beim Streamen eingeschlafen sind. Bei guten Schläfern ist dagegen nichts einzuwenden. Bei Menschen mit Schlafstörungen jedoch bin ich strenger, denn das nächtliche Fernsehen könnte Teil ihres Problems sein. Sie sollten daher nicht vor dem Fernseher einschlafen, sondern möglichst in einem anderen Raum fernsehen und das Bett wirklich nur zum Schlafen nutzen.

48. Schlafe ich nach zwei Gläsern Rotwein besser?

Wie Sie vielleicht selbst schon bemerkt haben, wirkt Rotwein entspannend. Ein Gläschen am Abend macht durchaus müde. Nach zwei Gläsern klappt das mit dem Einschlafen sogar richtig gut! Wieso den guten Roten also nicht als Schlummertrunk verwenden? Als Schlafmedizinerin und Ärztin lehne ich das ab. Mit Alkohol im Blut schläft es sich zwar leichter ein, aber es wird kaum gelingen, die Nacht gut durchzuschlafen. Denn spätestens nach zwei Stunden im Bett, wenn der erste Schlafzyklus gerade hinter Ihnen liegt, wird Ihr Körper unruhig werden. Während die Leber den Alkohol verarbeitet, kommt es zu einer motorischen Unruhe vor allem der Beine, die niemanden entspannt schlafen lässt. Nicht zu unterschätzen ist zudem die Suchtgefahr. Trinken Sie gelegentlich ein Glas Wein zum Essen, weil er Ihnen schmeckt, spricht nichts dagegen. Konsumieren Sie jedoch abends regelmäßig Alkohol, besteht ein großes Risiko, dass Sie eine Sucht entwickeln. Anfangs bemerken Sie das vielleicht noch gar nicht. Ihnen fällt nur auf, dass Sie besser einschlafen konnten, nachdem die Freunde, bei denen Sie zu Besuch waren, zum Essen eine Flasche Rotwein entkorkt hatten. Zwei Tage später, als Sie sich mal wieder schlaflos im Bett hin und her wälzen, kommt Ihnen der Rotwein in den Sinn: ausnahmsweise ein Gläschen, damit es mit dem Einschlafen wieder so gut klappt wie nach diesem Abend? Ich möchte Sie nicht ängstigen, aber dann ist Gefahr im Verzug. Aus Studien mit Menschen, die im Schichtdienst arbeiten und deshalb Schlafstörungen haben, weiß ich, dass sie öfter als andere dazu neigen, Alkohol als Schlafmittel zu missbrauchen. Ich kann nur davor warnen – zu schnell wird aus einem »ausnahmsweise« ein tägliches Ritual und aus einem Glas ein zweites. Bis dato galt die Empfehlung, nicht mehr als dreimal in der Woche Alkohol zu konsumieren. Für Männer galten zwei kleine Gläser Bier, für Frauen ein kleines Glas Wein als unbedenklich. Die Weltgesundheitsorganisation hat allerdings im Fachmagazin *The Lancet Public Health* eine Erklärung veröffentlicht,[45] deren Fazit keinen Spielraum lässt. Es lautet, dass es beim Alkohol keine gesundheitlich unbedenkliche Menge gibt. Am besten wäre es demnach, abstinent zu leben. Doch die meisten von uns sind vermutlich damit aufgewachsen, dass Alkohol bei vielen gesellschaftlichen Anlässen dazugehört. Die Substanz wirkt biphasisch:[46] Zuerst stellt sich wenige Minuten nach dem Konsum eine gewisse Leichtigkeit ein, der Alkohol enthemmt. In der zweiten Phase macht er schläfrig. Das liegt daran, dass er spezielle Rezeptoren im Gehirn besetzt und so anregende und wach machende Signale des Nervensystems unterdrückt. Das wirkt entspannend auf die Muskulatur, was Müdigkeit zur Folge hat. Aber nur für eine Weile –, während die Leber den Alkohol abbaut, kommt es zu der erwähnten motorischen Unruhe. Neben den unruhigen Beinen stört Alkohol noch auf andere Weise den Schlaf: Er unterdrückt die Freisetzung des antidiuretischen Hormons (ADH) im Gehirn. Das Hormon, das auch »Vasopressin« heißt, hat die Aufgabe, Flüssigkeit im Körper zu halten. Fehlt es, steigt die Urinproduktion und wir müssen nachts zur Toilette. In der medizinischen Fachsprache heißt es »Nykturie«, wenn jemand pro Nacht mehr als ein- bis zweimal aufstehen und Wasserlassen muss. Es ist also für den Schlaf nicht förderlich, vor dem Zubettgehen Alkohol zu trinken – jedenfalls, wenn man nicht nur schnell ein-, sondern auch gut durchschlafen und erholt aufwachen möchte. Vor einer Sache muss ich ebenfalls dringend warnen: Nehmen Sie niemals Alkohol zusammen mit Schlaftabletten ein. Beide Substanzen verstärken sich gegenseitig, sodass es zu einem gefährlichen Kreislaufkollaps kommen kann. Zudem drohen Gedächtnisstörungen, und sie machen beide abhängig.

49. Wie gestalte ich am besten meine Schlafumgebung?

In Ihrem Schlafzimmer steckt viel Potenzial, den Schlaf zu verbessern. Am wichtigsten ist, dass Sie sich dort wohlfühlen. Dass Sie in diesem Raum loslassen, sich entspannen können und geborgen fühlen wie in einem Nest. Erwachsene sollten in einem verdunkelten Raum schlafen, weil die Zirbeldrüse im Gehirn das Schlafhormon Melatonin nur im Dunkeln freisetzt. Ihr Schlafzimmer ist hell, sobald frühmorgens die Sonne aufgeht? Es scheint vielleicht sogar eine Straßenlaterne von draußen durchs Fenster? Dann bringen Sie dunkle Rollos oder lichtundurchlässige Vorhänge an. Ruhe ist ebenfalls wichtig, je mehr, desto besser. Hören Sie von draußen Straßenlärm oder andere Geräusche, dann benutzen Sie Ohrstöpsel. Ihr Schlafzimmer sollte gemütlich sein, aber nicht zu warm. Die ideale Schlaftemperatur liegt zwischen 15 °C und 18 °C. Das klingt etwas ungemütlich, ist aber wichtig: Die eher niedrige Temperatur im Schlafzimmer verstärkt das Müdigkeitsgefühl. Denn um einschlafen zu können, muss der Körper seine Temperatur etwas herunterfahren – helfen Sie ihm doch dabei! Bevor Sie zu Bett gehen, sollten Sie Ihr Schlafzimmer gründlich lüften. Viele mögen es, die ganze Nacht bei geöffnetem Fenster zu schlafen. Frische Luft ist generell gut, aber zu laut und zu hell sollte es dadurch im Zimmer nicht werden. Und welches ist das beste Schlaf-Outfit? Bei der Antwort auf diese Frage muss ich

Sie enttäuschen: Das gibt es nicht. Ziehen Sie einfach an, was Sie möchten, egal, ob das ein T-Shirt, ein Flanell-Pyjama oder Ihre Unterwäsche ist. Sie können auch nackt schlafen. Bedenken Sie aber, dass der menschliche Körper nachts schwitzt. Bis zu eineinhalb Liter Schweiß pro Nacht gelten als normal. Deshalb ist es besser, Kleidung aus Baumwolle und keine Synthetikwäsche zu tragen, die das Schwitzen noch verstärkt. Wichtig ist zudem, dass Ihre Matratze zu Ihnen passt. Menschen mit Rückenschmerzen beispielsweise bevorzugen oft härtere Matratzen, andere mögen eine weiche Unterlage lieber, weil sie sich darauf geborgen fühlen. Nehmen Sie nicht irgendeine Matratze, sondern wählen Sie eine, auf der Sie sich wirklich wohlfühlen und auf der Sie gern liegen. Auf dickeren Matratzen soll man besser schlafen – und noch besser auf einem Wasserbett. Haben Sie das schon mal ausprobiert? Ob Sie darauf gut schlafen, hängt aber immer auch vom Partner oder der Partnerin ab, falls Sie das Bett mit jemandem teilen. Besteht ein großer Gewichtsunterschied, leidet immer der leichtere Partner, weil sich das Wasserbett mehr an den schwereren anpasst.

Geschmackssache ist auch die Wahl der Bettdecke. In letzter Zeit liegen schwere Decken im Trend. Die sollen beruhigend wirken und das Gefühl von Geborgenheit im Bett verbessern. Ob ich sie empfehle? Das lesen Sie weiter hinten (siehe Kapitel 90). Für Paare gibt es superbreite Decken, unter denen beide Platz finden. Was manche kuschelig finden, ist für andere ein No-Go – sie können nur gut mit einer eigenen Decke schlafen. Probieren Sie aus, welches Oberbett für Ihren Schlaf am besten ist, und machen Sie dabei keine Kompromisse! Das Gleiche gilt fürs Kopfkissen: Erlaubt ist, was gefällt. Für die Wirbelsäule wäre es aber vermutlich am besten, ohne Kissen zu schlafen. Bei Schlafapnoe dagegen kann es helfen, den Oberkörper etwas aufrechter auf mehreren Kissen zu betten.

Auch hier gilt es auszuprobieren, falls Sie die optimale Lösung für sich noch nicht gefunden haben. Aber übertreiben Sie es nicht, und schonen Sie Ihr Portemonnaie. Es ist zwar wichtig, dass Sie sich in Ihrem Bett geborgen und in Ihrem Schlafzimmer wohlfühlen. Eine manifeste Insomnie jedoch wird nicht durch ein weicheres Kissen, luxuriöse Baumwollbettwäsche oder ein Wasserbett verschwinden. Sie können mit diesen Maßnahmen lediglich die Rahmenbedingungen für guten Schlaf optimieren. Und noch mal zur Erinnerung: Ein Fernseher hat im Schlafzimmer nichts zu suchen (siehe Kapitel 47).

50. Woran liegt es, dass ich nachts hellwach bin?

Diese Frage lässt sich nicht einfach mit Ja oder Nein beantworten. Natürlich kann es auch körperliche Ursachen haben, wenn Sie nachts plötzlich wach sind. Schlafapnoe zum Beispiel reißt Betroffene aufgrund der Atemaussetzer häufig nachts aus dem Schlaf (siehe Kapitel 81). Anderen Menschen gelingt es nicht durchzuschlafen, weil ihr autonomes Nervensystem aufgrund einer Insomnie nachts einfach nicht zur Ruhe kommt. Sie haben das Schlafen regelrecht verlernt. Und dann gibt es jene, die keinen Tiefschlaf haben. Die Schlafmedizin kennt die Ursache dafür noch nicht; eventuell könnte das Phänomen genetisch bedingt sein. Weil sich in der ganzen Nacht keine einzige Tiefschlafphase einstellt – das ist im Schlaflabor messbar –, haben Betroffene morgens das Gefühl, überhaupt nicht geschlafen zu haben. Nächtliches Erwachen kommt manchmal auch bei psychischen Erkrankungen vor, beispielsweise bei Depressionen. Das liegt an der inneren Unruhe, die wir Psychiaterinnen und Psychiater mit dem Begriff »Arousal« definieren. Er beschreibt, wie aktiv das zentrale Nervensystems gerade ist, was das Reaktionsvermögen, die Wachheit und die Aufmerksamkeit beeinflusst. Für entspannten Schlaf sollte das Arousal-Level niedrig sein. Bei starken Emotionen wie Wut oder bei Schmerz ist das Arousal-Level hoch und Schlaf unmöglich. Ist es aufgrund einer Depression erhöht, ist das keine gute Voraussetzung für entspannten Schlaf. Dass Menschen mit Depressionen nachts häufig wach liegen, hängt auch mit dem Hormonhaushalt zusammen. Normalerweise beginnt der Körper das Stresshormon Cortisol erst in den frühen Morgenstunden auszuschütten, damit es tagsüber das höchste Level erreicht und bis zum Einschlafen am nächsten Abend wieder auf ein niedriges Niveau sinken kann. An Depressionen Erkrankte schütten insgesamt mehr Cortisol aus als Gesunde, sodass das Level des Hormons auch nachts erhöht ist und zu Durchschlafstörungen führt. Oft wachen Betroffene vor allem zwischen zwei und fünf Uhr morgens mehrmals auf und können dann nicht sofort wieder einschlafen. Ähnliches gilt für jene, die unter Dauerstress stehen.

Nächtliches Wachliegen ist in der Regel auch bei Tinnitus psychosomatisch bedingt (siehe Kapitel 68). Gerade nachts, wenn alles still ist, nehmen Betroffene den lästigen Ton in ihrem Ohr als besonders störend wahr. Wenn jemand mitten in der Nacht plötzlich hellwach ist, kann das also psychosomatische Ursachen haben – muss es aber nicht. Wichtig ist, der Ursache auf den Grund zu gehen und etwas dagegen zu unternehmen, um den Schlaf wieder zu verbessern.

51. Sollte ich aufstehen, wenn ich nachts aufwache?

Es kommt drauf an. Mal angenommen, Sie wachen auf, drehen sich nach ein paar Minuten auf die andere Seite und schlafen direkt wieder ein. Dann sollten Sie nicht aufstehen, sondern einfach weiterschlafen. Schauen Sie deshalb niemals auf die Uhr, um zu kontrollieren, wie lange Sie schon wach sind. Wenn Sie sehen, wie spät es ist und wie wenig Zeit Sie haben, bis der Wecker klingelt, ist das für Ihren Schlaf kontraproduktiv. Zwingen Sie sich also, nicht auf die Uhr zu schauen, sondern bleiben Sie erst einmal im Dunkeln im Bett liegen und versuchen Sie sich zu entspannen und damit einzuschlafen. Sind Sie nach einer geschätzten halben Stunde immer noch wach, sollten Sie aber besser aufstehen. Sie könnten sonst ins Grübeln geraten und das Gedankenkarussell nur noch schwer stoppen. Wichtig ist dabei, dass Sie kein helles Licht anschalten, weil sie sonst zu wach werden. Was Sie dann tun sollten? Nun, manche Menschen tapern durchs ganze Haus, andere essen, was der Kühlschrank hergibt, wieder andere schalten den Fernseher ein oder spielen ein Computerspiel. Ich empfehle nichts davon, sondern rate dazu, sich schon vorher auf die Zeit des Wachseins vorzubereiten. Richten Sie sich eine gemütliche Ecke im Haus ein, in der Sie in wachen nächtlichen Phasen bei gedimmtem Licht Platz nehmen und lesen können. Dann sollten Sie in dieser Ecke etwas furchtbar Monotones tun, etwas, das Sie müde macht und Sie eigentlich nicht wirklich interessiert. Je langweiliger, desto besser! Sie können zum Beispiel im Schein einer kleinen Leselampe Ihr langweiligstes Buch lesen. Oder Sie bügeln und hören dabei leise entspannende Musik. Sobald Sie vor lauter Monotonie wieder müde werden, sollten Sie zurück ins Bett gehen und versuchen zu schlafen. Den Kühlschrank ignorieren Sie lieber, wenn Sie nachts aufstehen. Erstens liegt nächtliches Essen oft schwer im Magen und stört den Schlaf zusätzlich, zweitens verbrennt der Körper die Kalorien im Schlaf nicht, sondern speichert sie in Form von Fett auf den Hüften. Nächtliches Essen lässt den Blutzuckerspiegel und langfristig das Risiko für Diabetes ansteigen. Auch vom Fernsehen oder einem Computerspiel rate ich ab: Das blaue Licht des Bildschirms stört die Produktion des Schlafhormons Melatonin und erschwert das Wiedereinschlafen. Noch einmal: Tun Sie nichts Aktivierendes, sondern etwas gähnend Langweiliges. Dann lässt der Schlaf hoffentlich nicht lange auf sich warten.

52. Was kann ich tun, wenn mein Kind nicht allein schlafen will?

Schon Neugeborene sollten möglichst nicht im Elternbett schlafen, sondern in einem Beistellbett. Daraus kann eine stillende Mutter das Baby ohne großen Aufwand zu sich holen, wenn es aufwacht, und es nach dem Stillen wieder zurücklegen. Für das Kind und seine Bindung zu den Eltern ist es wichtig, dass jemand auf seine Bedürfnisse reagiert. Diese Sicherheit, dass sich immer jemand kümmert, gewährleistet, dass das Kind Vertrauen in sich und andere Menschen entwickeln kann. Dieses Vertrauen wiederum ist eine wichtige Voraussetzung für die psychische Gesundheit im späteren Leben. Es ist also wichtig, dass immer jemand in der Nähe des Säuglings ist. Zu nah ist aber auch nicht gut: Schläft ein Neugeborenes bei seinen Eltern im Bett, kann das gefährlich werden (siehe Kapitel 23). Ich rate deshalb strikt davon ab, Babys im Ehebett schlafen zu lassen. Solange sie gestillt werden, dürfen sie aber in einem Beistellbett im Elternschlafzimmer schlafen.

Die Weltgesundheitsorganisation empfiehlt, ein Kind in den ersten sechs Lebensmonaten zu stillen. Es scheint ein Trend zu sein, die Stillzeit zu verlängern, teils werden sogar Zweijährige noch an die Brust gelegt. Das halte ich für übertrieben. Meiner Meinung nach sollten Babys nach etwa sechs Monaten abgestillt werden und dann im eigenen Zimmer schlafen. Gewöhnen sie sich einmal an, im Elternbett zu übernachten, wird es mit der Zeit immer schwieriger, sie in ihr eigenes Bett zu schicken. Verstehen Sie mich nicht falsch: Kinder brauchen die körperliche Nähe der Eltern und müssen kuscheln. Doch wenn ein Fünfjähriger noch im Elternbett schläft, läuft etwas falsch. Mal abgesehen davon, dass wahrscheinlich niemand der Anwesenden richtig gut schläft. Wenn ein Kind lernen soll, im eigenen Bett zu schlafen, ist es wichtig, ihm stets Sicherheit und Geborgenheit zu vermitteln. Es muss wissen, dass die Eltern da sind und zu ihm kommen, wenn es weint oder Angst hat.

Ich verrate Ihnen eine tolle Einschlafübung, falls Sie ein Kind im Kita- oder Kindergartenalter haben:

Legen Sie eine Hand auf die Brust Ihres Kindes und lassen Sie das Kind gleichzeitig eine Hand auf Ihre Brust legen. Sie spüren unter Ihrer Hand den Atemrhythmus Ihres Kindes und das Kind spürt Ihren.

Versuchen Sie nun, im selben Rhythmus wie Ihr Kind zu atmen. Das Kind spürt, wie sehr sie im Einklang sind. Es weiß dann: Wir sind eins und ich bin nicht allein.

Auf kleinere Kinder wirkt diese Atemmeditation sehr beruhigend. Probieren Sie die Übung zum Einschlafen aus oder wenn

Ihr Kind nachts aufsteht und zu Ihnen ins Bett will. Falls es sich bereits daran gewöhnt hat, bei Ihnen im Bett zu schlafen, dauert es wahrscheinlich eine Weile, bis es wirklich im eigenen Zimmer bleibt. Halten Sie durch und machen Sie die Atemübung immer wieder! Es lohnt sich für Ihren Schlaf.

Oft hilft es auch, dem Kind die Geschichte zu erzählen, dass sein Kuscheltier nur im Kinderbett schlafen kann, wenn das Kind da ist. Übertragen Sie dem Kind sozusagen die Verantwortung dafür, dass das Kuscheltier gut schläft – das hilft!

Ich hatte Ihnen im ersten Teil dieses Buches von Maike berichtet, die in der Schwangerschaft massive Schlafprobleme hatte (siehe Kapitel 16).

Maikes Tochter Lisa-Marie geht inzwischen in die Schule. Maike hatte sie gestillt, als sie ein Baby war, doch schon früh schlief das Mädchen im eigenen Zimmer neben dem Elternschlafzimmer. Alle zwei Stunden wurde Lisa-Marie anfangs wach, und Maike stand auf, um ihr Baby an die Brust zu legen. Die Abstände vergrößerten sich im Laufe der Monate, wie das bei Babys normal ist – zuerst auf alle drei, dann auf alle vier und danach auf fünf Stunden. Nach einem Jahr, in dem Maike noch sporadisch stillte, schlief Lisa-Marie bereits sechs Stunden am Stück, während Maike das Schlafen verlernt hatte. Selbst als ihre Tochter größer war und in die Schule kam, wurde die Mutter nachts wach und konnte nicht wieder einschlafen. Sie hatte eine klassische Insomnie entwickelt, was bei Eltern häufig passiert. Nach mehreren Jahren ohne eine gut durchgeschlafene Nacht gesellten sich bei Maike depressive Symptome dazu. Jede Aktivität fiel ihr schwer. Sie hatte keine Energie mehr, fühlte sich niedergeschlagen und müde. Ihre Hausärztin schickt sie mit Verdacht

auf Depressionen zu mir in die Klinik, wo Maike dann eine ko-
gnitive Verhaltenstherapie begann. Ihre Depression war – wie
bei vielen Menschen – die Folge einer langjährigen Schlaf-
störung.

In der Therapie gingen wir den Ursachen auf den Grund.
Maike schlief anfangs schlecht, weil sie nachts ständig auf
die Uhr schaute und Angst hatte, das Weinen ihrer Tochter
nebenan zu überhören. Dadurch konnte sie nicht loslassen,
lag wachsam im Bett und lauschte auf jedes Geräusch, das
aus dem Kinderzimmer drang. Weil sie aufgrund des schlech-
ten Schlafs so müde war, legte sie sich mehrmals täglich hin
und blieb morgens so lange wie möglich im Bett, um Schlaf
nachzuholen. Tagsüber unternahm sie aufgrund ihrer per-
manenten Müdigkeit nicht mehr viel, schonte sich und lebte
ihr Leben in einem langsamen Trott. Das erschwerte die Ein-
schlafprobleme zusätzlich – Maike war zwar ständig müde,
ihr Körper aber nicht ausgepowert genug, um gut einzuschla-
fen. Dass sich ihre Gedanken zunehmend um ihren gestörten
Schlaf drehten, stresste die Mutter zusätzlich. Die Depression
und die Psychotherapie hätte sich Maike vermutlich ersparen
können, wenn sie früher zum Arzt gegangen wäre – nämlich
dann, als ihre Tochter anfing durchzuschlafen, sie selbst aber
dazu nicht mehr in der Lage war. Zu diesem Zeitpunkt hät-
ten vermutlich einfache Maßnahmen zur Verbesserung der
Schlafhygiene geholfen, die Probleme ohne professionelle
Hilfe selbst in den Griff zu bekommen.

Auch wenn es nun länger dauerte und letztendlich eine mehrwö-
chige Schlaftherapie (siehe Kapitel 98) mit vielen Gesprächen bei
mir in der Klinik nötig war: Die Hauptsache ist, dass Maike sich
hat helfen lassen – heute hat sie keine Schlafprobleme mehr. Und

falls doch mal wieder Sorgen die Nachtruhe zu stören versuchen, weiß sie sich zu helfen, weil sie in der Therapie sämtliche Tricks der Schlafmedizin für guten Schlaf gelernt hat.

53. Was kann ich tun, wenn mein Partner unruhig schläft?

Etwa 57 Prozent der Männer und 40 Prozent der Frauen schnarchen.[47] Die Wahrscheinlichkeit, dass Sie Ihr Bett mit einem Schnarcher oder einer Schnarcherin teilen, ist also relativ groß. Hinzu kommen die bis zu zehn Prozent der Bevölkerung, die ihren Partner oder ihre Partnerin mit dem Restless-Legs-Syndrom nachts in den Wahnsinn treiben. Ob Sägegeräusche oder unruhige Beine: Es ist wirklich nicht einfach, dann entspannt zu schlafen. Das Thema anzusprechen, ist auch nicht immer leicht, denn häufig streitet der Partner oder die Partnerin das Problem ab oder redet es klein. Kommt Ihnen das bekannt vor? Dann liefern Sie Beweise: Nehmen Sie die Geräusche mit dem Handy auf und spielen Sie sie am nächsten Morgen vor. Manch einer wird erstaunt sein, dass er schnarcht wie ein Sägewerk. Und hoffentlich kann er oder sie verstehen, dass Sie das stört. Das Problem für alle Beteiligten zufriedenstellend zu lösen, ist allerdings gar nicht so einfach. Oft hilft es, wenn der nicht schnarchende Partner zuerst ins Bett geht und sich im Idealfall schon im Tiefschlaf befindet, sobald der andere hinzukommt und zu sägen beginnt. Die Chancen ungestört durchzuschlafen, sind mit dieser Reihenfolge deutlich besser. Legt sich der Schnarcher oder die Schnarcherin dagegen zuerst hin und sägt bereits, wenn die oder der andere einzuschlafen versucht, dann sind die Aussichten auf eine gute Nacht schlecht. Im Schnitt erreicht Schnarchen nämlich eine Lautstärke von 46 Dezibel, wie ein israelisches Forscherteam im Rahmen einer Studie mit rund 2000 Teilnehmenden herausfand.[48] Das entspricht etwa der Lautstärke einer Unterhaltung – nachts mitten im Bett. Manche erreichten sogar 65 Dezibel, was einer ganz in der Nähe laufenden Motorsäge gleichkommt. Die Lautstärke unterschied sich bei Frauen und Männern übrigens nicht, auch Frauen können furchtbar laut schnarchen. Einem Partner, der trotzdem im selben Bett schlafen will, bleiben dann nur Ohrstöpsel. Ich finde das eine gute Lösung, höre aber immer wieder von Patientinnen und Patienten, dass sie die nicht benutzen möchten. Weil sie ihr eigenes Herz pochen hören, wenn Stöpsel im Ohr stecken. Weil sie Angst haben, nicht nur das Schnarchen, sondern auch den Wecker zu überhören. Weil sie gar nicht einsehen, dass sie als Schnarch-Opfer Maßnahmen ergreifen müssen, obwohl der Bettnachbar nervige Geräusche macht. Was die schnarchende Person tun kann? Auf Alkohol und üppiges Essen am Abend verzichten. Beides erhöht die Wahrscheinlichkeit zu schnarchen deutlich. Hilfreich ist auch, sich auf zwei bis drei Kissen zu betten, also mit leicht erhöhtem Oberkörper zu schlafen. Das verhindert, dass die im Tiefschlaf erschlaffenden Muskeln die Atemwege verengen – die häufigste Ursache für Schnarchen. Lustig finde ich den Trick mit den Tennisbällen: Hinten ins Oberteil eingenäht, verhindern sie, dass sich der Schnarcher auf den Rücken legt – die Position, in der das nervige Sägen am wahrscheinlichsten ist. Oft lohnt es sich für Schnarchende, einen Termin in einer Hals-Nasen-Ohren-Arztpraxis zu vereinbaren. Denn wenn die Ursache für die Atemgeräusche eine verengte Nasenscheidewand, ein zu langes Zäpfchen oder vergrößerte Mandeln sind, lässt sich das Problem mit einem kleinen operativen Eingriff beheben. Manchmal hilft schon eine vom Zahnarzt angepasste Schnarchschiene – eine einfache Lösung, dank der beide Partner besser schlafen können. Wenn das alles nicht hilft, bleibt nur eins: getrennte Schlafzimmer. Das können Sie sich nicht vorstellen? Sie wären nicht die Einzigen: Angeblich übernachtet jedes zehnte Paar in Deutschland in unterschiedlichen Zimmern.[49]

Viele meiner Patientinnen und Patienten haben sich für diese Lösung entschieden, um besser schlafen zu können. Ich kann Ihnen versichern, dass Ihr Sexleben nicht leiden muss, wenn Sie in getrennten Schlafzimmern nächtigen. Im Gegenteil: Im besten Fall schlafen beide besser, sind tagsüber ausgeschlafener – und haben entsprechend mehr Lust auf Sex, anstatt sich müde durch den Tag zu schleppen. Und manchmal tut ein bisschen räumliche Distanz im Alltag ganz gut, um wieder Sehnsucht nach dem anderen zu empfinden.

54. Ist es für Körper und Psyche ungesund, gegen die innere Uhr zu leben?

Ja, sehr sogar. Dazu gibt es eindrucksvolle Studien mit Schichtarbeitenden, zum Beispiel aus dem Jahr 2018 aus China.[50] Das Forscherteam kam nach der Auswertung von 61 internationalen wissenschaftlichen Arbeiten zu dem Schluss, dass das allgemeine Krebsrisiko bei Frauen, die häufig nachts arbeiten, um 19 Prozent höher ist als bei jenen, die nicht im Schichtdienst tätig sind. Das Brustkrebsrisiko war sogar um 32 Prozent erhöht. Es gibt aus den vergangenen Jahrzehnten zahlreiche Daten, die Ähnliches bestätigen. In Dänemark ist Brustkrebs daher bei Schichtarbeiterin-

2. Teil: Was gesunden Schlaf fördert – und was nicht

nen sogar als Berufskrankheit anerkannt, wodurch Betroffene Anspruch auf eine finanzielle Entschädigung haben.[51]

Die Weltgesundheitsorganisation geht aufgrund der Datenlage davon aus, dass Nachtschichten das Krebsrisiko erhöhen – vor allem, weil sie den natürlichen Biorhythmus durcheinanderbringen. Dennoch muss man vorsichtig mit solchen Annahmen sein: Aus anderen Studien wissen wir, dass bei Schichtarbeitenden auch der Essrhythmus durcheinandergeraten ist und sie Alkohol häufiger als Einschlafhilfe benutzen als Tagarbeiter.[52] Wer Nachtdienst hat, das belegen zahlreiche Daten, ernährt sich ungesünder und raucht häufiger als jemand, der tagsüber arbeitet. Die Schichtarbeit beeinflusst also nicht nur den Schlaf, sondern noch andere Lifestyle-Faktoren, sodass man die Folgen der durchwachten Nächte nicht nur auf den gestörten Biorhythmus schieben darf.

In Deutschland beschäftigt sich seit Jahren ein Expertengremium mit den gesundheitlichen Aspekten von Nacht- und Schichtarbeit, es gibt inzwischen sogar eine Leitlinie dazu.[53] Ich war eine von etwa 20 Fachleuten aus verschiedenen Disziplinen, etwa aus der Schlafmedizin, der Arbeitsmedizin und der Unfallforschung. Einige Jahre lang haben wir gemeinsam die gesamte Literatur zum Thema studiert, um herauszufinden, was zu tun ist, damit Schichtarbeitende besser schlafen können. Auch wir kamen zu dem Schluss, dass Nachtdienst wahrscheinlich krebserregend ist, es scheint tatsächlich einen Zusammenhang zu geben. Was noch unklar ist, aber in den kommenden Jahren definiert werden soll, ist die akzeptable Dosis: Wie viel Schichtarbeit ist noch okay, und ab wann schadet der Nachtdienst der Gesundheit? Es wäre gut, wenn in Zukunft im Arbeitszeitgesetz festgeschrieben würde, wie viele Nachtschichten zum Beispiel in einem Monat erlaubt sind.

Einen interessanten Zusammenhang zwischen Krebs und Schlaf entdeckte auch meine Kollegin Sylvia Rabstein vom Institut für Prävention und Arbeitsmedizin der Deutschen Gesetzlichen Unfallversicherung. Gemeinsam mit Wissenschaftlerinnen und Wissenschaftlern aus anderen Ländern veröffentlichte sie im Herbst 2023 eine große Studie, die international Beachtung fand.[54] Das Team hatte die Gene von rund 44 000 Frauen mit Brustkrebs untersucht. Es stellte sich heraus, dass viele der Erkrankten, egal, ob sie im Schichtdienst tätig waren oder nicht, Veränderungen an einem Gen aufwiesen, das für die Herstellung des Schlafhormons Melatonin wichtig ist. Was genau daraus zu schließen ist, muss detaillierter untersucht werden, aber es scheint definitiv einen Zusammenhang zwischen dem Schlafhormon und Brustkrebs zu geben. Ich bin gespannt, was weitere Forschungen dazu noch ans Licht bringen. Für die körperliche und psychische Gesundheit wäre es jedenfalls ideal, wenn die Arbeitszeit zum individuellen Biorhythmus passen würde. Einer typischen Lerche zum Beispiel tut Spätdienst nicht gut, weil er sie zwingt, gegen ihre innere Uhr zu leben. Muss jedoch eine Eule jeden Tag morgens um sechs auf der Arbeit erscheinen, ist ebenfalls niemandem geholfen – weder dem Morgenmuffel, der erst Stunden später richtig wach sein wird, noch dem Arbeitgeber, der Leistung sehen will. Schlau und besser für alle Beteiligten wäre, Angestellte so arbeiten zu lassen, wie es zu ihrem Biorhythmus passt. Dann käme die produktivste Zeit des Tages der Arbeit zugute, was sich vermutlich in den Ergebnissen widerspiegeln würde.

Doch nicht nur in der Arbeitswelt, sondern auch innerhalb einer Familie ist es manchmal schwierig, auf die verschiedenen Chronotypen Rücksicht zu nehmen. Der eine steht gern früh auf, die andere ist Langschläferin. Kleinkinder wachen zeitig auf, Pubertierende schlafen am liebsten bis in die Puppen. Das kann schon mal zu Konflikten führen. Vor allem am Wochenende, wenn sich die Eltern auf ein gemeinsames Frühstück, die Teenager sich jedoch aufs Ausschlafen freuen. Noch schlimmer wird's, wenn Oma und Opa zu Besuch kommen, die oft noch früher aus den Federn springen als die Eltern. Da fällt mir nur eine Lösung ein: Treffen Sie sich zum Brunch!

55. Verschlechtern die Wechseljahre meinen Schlaf?

Wenn Sie zu den Betroffenen gehören, sind Sie nicht allein: Viele Frauen schlafen in den Wechseljahren schlecht. Schlafstörungen können sogar die ersten Symptome der Wechseljahre sein und bereits auftreten, lange bevor die Regelblutung aussetzt. Der Grund für die Beschwerden ist, Sie ahnen es schon, das Absinken der Hormonspiegel. Produziert der Körper weniger Östrogen, begünstigt das beispielsweise Stimmungsschwankungen und fördert die gefürchteten Hitzewallungen. Beides wirkt sich negativ auf das Ein- und Durchschlafen aus. In den Wechseljahren sinkt zudem der Spiegel des Gelbkörperhormons Progesteron, das unsere Nerven beruhigt, die Psyche entspannt und den Schlaf fördert. Das beeinträchtigt die Nachtruhe ebenfalls. Die Progesteron-Produktion fällt meist zuerst ab, oft bereits mit Mitte 40. Danach sinkt zusätzlich der Östrogenspiegel. Mit dem Älterwerden produziert der Körper – bei Männern wie bei Frauen – außerdem weniger von dem Schlafhormon Melatonin. Das klingt alles beängstigend, trifft aber nicht alle gleich hart. Nur ein Drittel der Frauen hat in den Wechseljahren wirklich schwere Symptome. Es kommt dann zu den erwähnten Schweißausbrüchen, erhöhter Reizbarkeit, Nervosität, depressiven Verstimmungen, emotionaler Instabilität oder allem zusammen. Ein Drittel verspürt nur leichte Symptome und ein Drittel der Frauen bemerkt von den Veränderungen kaum etwas. Übrigens kommen auch Männer in die Wechseljahre. Zwar erst ein paar Jahre später als Frauen und nicht ganz so drastisch, doch auch bei ihnen sinkt mit dem Älterwerden der Spiegel des Sexualhormons Testosteron, was zu Müdigkeit, Antriebslosigkeit und Depressionen führen kann. Ich finde es unfair, dass beim Thema Wechseljahre fast immer von Frauen die Rede ist. Die machen sich allerdings oft mehr Gedanken darüber als die Männer. Sie geraten beim Einschlafen schneller ins Grübeln, fragen sich nachts, was sie in der zweiten Hälfte ihres Lebens noch erreichen wollen, und verabschieden sich nicht selten aus einer langen Ehe. Schließlich sind die Kinder aus dem Haus, und es wäre Raum für eine Neuorientierung. Jenen Frauen, die im Wechsel mit starken Beschwerden zu kämpfen haben und zum Beispiel unter schweren Schlafstörungen leiden, empfehle ich, über eine Hormonersatztherapie nachzudenken. Sie sollten sich dazu in ihrer Frauenarztpraxis beraten lassen. Progesteron zum Beispiel wirkt gerade zu Beginn der Wechseljahre schlaffördernd und beruhigend und kann als Vaginalgel oder Scheidenzäpfchen zum Einsatz kommen. Dauert die Schlafstörung allerdings länger als drei Monate an, werden Hormone – meiner Meinung nach – das Problem nicht lösen. Dann sollten Betroffene über eine kognitive Verhaltenstherapie für Insomnie nachdenken.

56. Wie schlafe ich gut in fremden Betten?

Was haben Geschäftsleute auf Dienstreise, Flugbegleiter und Pilotinnen gemeinsam? Sie schlafen oft in Hotels. Für einen gesunden Schlaf sind das oft nicht die besten Voraussetzungen.

Ich möchte Ihnen an dieser Stelle von einer Patientin berichten. Sie ist Diplom-Biologin, arbeitet als Pharma-Referentin und ist beruflich viel unterwegs. Der Job macht ihr Spaß, denn sie ist sehr kommunikativ und kennt sich fachlich gut aus. Dass sie fast jede Nacht woanders schlafen muss, belastet sie allerdings sehr. Mal ist die Matratze im Hotel zu hart, das Kissen zu weich, manchmal wacht sie mit Rückenschmerzen auf oder sie schläft schlecht ein. Mal ist es im Zimmer zu warm, mal zu laut. Die Nächte, in denen die Frau auf Dienstreisen gut schläft, sind selten geworden. Mittlerweile nimmt sie zwar ihr eigenes Kissen mit, doch es fällt ihr immer schwerer, in der fremden Umgebung einzuschlafen. Richtig gut zu schlafen hat sie im Laufe der Jahre beinahe verlernt. Irgendwann bekam sie schon auf dem Weg zum nächsten Hotel Angst vor einer unruhigen Nacht. Ich werde sowieso schlecht schlafen, dachte sie – und dieses Mantra wirkte wie eine selbsterfüllende Prophezeiung. Nur noch zu Hause im eigenen Bett schlief sie gut. Sie dachte sogar darüber nach, ihren Job aufzugeben, aber eigentlich kam das nicht infrage.

In der ersten Nacht in einem fremden Bett nicht so gut zu schlummern wie zu Hause, ist völlig normal. In der Schlafmedizin nennen wir das den sogenannten First-Night-Effekt. Das liegt daran, dass man sich in einem fremden Bett noch nicht geborgen fühlt, um ganz entspannt zu schlummern. Um einzuschlafen, muss man loslassen können. Dass meine Patientin ihr eigenes Kissen mit auf Reisen nahm, war eine erste gute Idee. Es verschaffte ihr das Gefühl, zu Hause zu sein. Ich gab ihr weitere Tipps und brachte ihr in der Therapie Entspannungsübungen bei. Bewährt haben sich bei Einschlafproblemen vor allem der »Bodyscan«, die Progressive Muskelentspannung nach Jacobsen und Meditieren (siehe auch Kapitel 87). Ich riet der Patientin außerdem, ihre Dienstreisen noch besser vorzubereiten – indem sie schon im Vorfeld ein Zimmer reservierte, das nicht an der Straßenseite liegt, dessen Fenster sich öffnen und dessen Heizung sich ausschalten lässt. Mit dem Schlafen unterwegs klappte es bald besser. Am besten schläft sie heute in Hotels mit einem Fitnessbereich und einer Sauna, die sie nach ihrem Arbeitstag abends nutzen kann. Nachdem sie sich beim Sport ausgepowert und anschließend in der Sauna entspannt hat, ist von den früheren Schlafproblemen fast nichts mehr zu spüren.

57. Wann schlafe ich garantiert schlecht?

Was ich Ihnen nun schildere, ist keinesfalls zur Nachahmung empfohlen, wenn Sie sich eine geruhsame Nacht und nicht die mieseste Ihres Lebens wünschen. Betrachten Sie die folgende Anleitung also bitte mit einem Augenzwinkern. Bereit? Also los: Wann Sie ganz bestimmt schlecht schlafen: Machen Sie tagsüber einen Mittagsschlaf von zwei Stunden Dauer. Danach bereiten Sie Ihr Schlafzimmer vor. Schließen Sie das Fenster, drehen Sie die Heizung auf und beziehen Sie das Bett mit Bettwäsche aus synthetischen Fasern, die garantiert nicht atmungsaktiv sind. Jetzt rufen Sie ein paar Menschen an, die Ihnen seit Jahren auf die Nerven gehen. Provozieren Sie mit mindestens einer Person, die Ihnen nahesteht, einen heftigen Streit – und vertagen Sie das Vertragen auf später. Bevor Sie zu Bett gehen, schlingen Sie noch schnell eine riesige Portion Gyros mit Pommes, Reis und viel Tsatsiki herunter. Kippen Sie zwei große Ouzos und spülen mit einem Liter Coca-Cola nach, während Sie die Nachrichten schauen, in denen es um Krieg, Klimawandel und Inflation geht. Noch einen Espresso nach dem Essen, dann sind Sie bereit fürs Bett! Halt, noch nicht ganz: Für den Fall, dass Sie nachts zur Toilette müssen, platzieren Sie eine große Wanduhr im Flur, die sie auf dem Weg ins Bad nicht übersehen können. Auch auf der Toilette sollte eine Uhr im Blickfeld sein, damit Sie auf jeden Fall wissen, wie spät es ist. Bevor Sie sich jetzt hinlegen, schalten Sie im Nebenzimmer den Fernseher laut ein und lassen ihn laufen. Dann schminken Sie sich vor einem Spiegelschrank mit extrem starker Beleuchtung ab und putzen sich in ebenso hellem Licht die Zähne. Anschließend legen Sie sich in Ihrer verschwitzten Straßenkleidung ins Bett, in dem schon Ihr Hund und der laut schnarchende Partner liegen. Quetschen Sie sich daneben und denken Sie über all Ihre Sorgen nach. Am besten lassen Sie den Streit vom Nachmittag noch einmal Revue passieren. Sie können nicht einschlafen? Bleiben Sie trotzdem im Bett und wälzen Sie sich immer wieder von links nach rechts. Schauen Sie bei jeder Drehung auf die Uhr und rechnen Sie auf die Minuten genau aus, wie lange es noch dauert, bis der Wecker klingelt.

Stopp, Ironie wieder aus! Sie ahnen es: Bitte tun Sie nichts davon, wenn Sie nicht die Albtraumversion einer Nacht erleben wollen. Lesen Sie lieber noch einmal die Kapitel 46 bis 49 durch, damit Ihnen das erspart bleibt.

3. Teil:
Schlaf und Krankheiten

Auf den folgenden Seiten geht es weiter in die Tiefe. Sie lesen, welche Krankheiten und Medikamente den Schlaf stören können, wie sich umgekehrt die Schlafqualität auf die psychische und physische Gesundheit auswirkt und ab wann eine echte Schlafstörung besteht.

58. Ab wann und wie wird eine Schlafstörung diagnostiziert?

Es ist wichtig zu wissen, dass eine Schlafstörung erst dann als eine solche diagnostiziert wird, wenn Betroffene einen Leidensdruck verspüren. Wir leiden allerdings alle unterschiedlich. Manche fühlen sich durch schlechten Schlaf schnell belastet, andere halten viel aus. Und wieder andere leiden, obwohl sie gar nichts haben. Vor Kurzem kam eine Patientin zu mir, die darüber klagte, seit Monaten nicht geschlafen zu haben. Das ist eigentlich nicht möglich. Denn Schlaf ist überlebenswichtig – ohne ihn sterben wir. Es gibt aber eine vermutlich genetisch bedingte und sehr seltene Anomalie, die verhindert, dass Menschen Tiefschlaf haben. Untersucht man die Betroffenen im Schlaflabor, zeigen ihre Gehirnwellen in der ganzen Nacht tatsächlich keine Tiefschlafphasen, lediglich oberflächlichen Schlaf (die sogenannte Leichtschlafphase) und Traumschlaf. Die Betroffenen haben das Gefühl, sie liegen die ganze Zeit wach im Bett und würden manchmal dösen. Das ist natürlich alles andere als angenehm. Meine Patientin zählte aber zu jenen, die unter einer Fehlwahrnehmung ihres Schlafs leiden. Diese Menschen schlafen eigentlich normal, ihr Schlafprofil ist völlig unauffällig. Sie nehmen die Situation aber anders wahr und sind der Meinung, dass sie schlecht schlafen. Das könnte damit zusammenhängen, dass sie auf die Uhr schauen, sobald sie nachts ein bisschen wach werden. Was viele nicht wissen: Jede Person wacht jede Nacht ungefähr vier bis fünf Mal auf, auch der allerbeste Schläfer. Die meisten ändern nur kurz ihre Körperlage und werden gar nicht richtig wach – zumindest nur so leicht, dass sie sich am nächsten Morgen nicht daran erinnern können. Diejenigen mit einer Fehlwahrnehmung schauen bei diesem kurzen Wachwerden jedoch sofort auf die Uhr, um zu sehen, wie spät es ist. Wer das mehrmals pro Nacht tut, bekommt automatisch den Eindruck, schlecht geschlafen zu haben. Diese Fehlwahrnehmung ist allerdings noch keine Schlafstörung. Oft hilft es schon, den Betroffenen die Ergebnisse aus dem Schlaflabor zu zeigen, sodass sie schwarz auf weiß sehen können, dass ihr Gehirn wirklich schläft. Ich verschreibe Betroffenen meist noch Tropfen, die das parasympathische Nervensystem abends entspannen. Laut Definition besteht eine Schlafstörung erst, wenn jemand mindestens einen Monat lang in drei Nächten pro Woche schlecht schläft, deswegen tagsüber müde ist und darunter leidet. Entscheidend ist der Leidensdruck – sobald der vorhanden ist, ergibt sich eine relevante Diagnose, die ärztlich behandelt werden kann. Die Anlaufstelle dafür ist immer die Hausarztpraxis. Dort bekommen Betroffene meistens zunächst Tipps für eine bessere Schlafhygiene, vielleicht auch ein niedrig dosiertes Schlafmittel. Dann gilt es natürlich, der Ursache für die Schlafstörung auf den Grund zu gehen. Es gibt körperliche und seelische Gründe, die uns um den Schlaf bringen (siehe Kapitel 59). Kommt jemand mit Schlafproblemen zu mir in die Sprechstunde, beginne ich mit einer gründlichen Schlaf-Anamnese. Ich frage die Patienten, wann sie normalerweise ins Bett gehen, wie lange sie zum Einschlafen brauchen, wie lange sie dann durchschlafen, ob ihre Beine nachts unruhig sind, wie oft sie nachts wach werden, wie lange sie dann schätzungsweise wach liegen, wann sie morgens aufwachen, wann sie aus dem Bett aufstehen, wie müde sie tagsüber sind, ob sie am Tag schlafen und seit wann die Schlafprobleme bestehen. Ich frage nach Erkrankungen, Medikamenten, Alkoholkonsum, Schlaftabletten sowie der Familiensituation, Schlafstörungen der Verwandtschaft und dem Beruf. Dann bitte ich die Patienten, eine Woche lang ein Schlaftagebuch zu führen (siehe Kapitel 91), aus dem ich dann beim nächsten Termin ein Schlafprofil erstelle. Auf der Grundlage des Schlafprofils kann ich den Menschen sagen, was sie ändern sollten, um besser schlafen zu können. Wer schnarcht und wahrscheinlich eine Schlafapnoe hat, bekommt außerdem ein Apnoe-Screening-Gerät mit nach Hause, das nachts die Atmung und Sauerstoffsättigung registriert. Besteht eher der Verdacht auf ein Restless-Legs-Syndrom, nehmen wir Blut ab und prüfen unter anderem die Mineralstoff- und Eisenwerte. Manchmal schaue ich mir an, wie die Smartwatches der Patienten ihren Schlaf gemessen haben. Oder ich gebe ihnen ein sogenanntes Aktometer mit, das so ähnlich funktioniert und eine Woche lang am Handgelenk getragen werden soll. Die Daten helfen mir dabei, ein ganz individuelles Schlafprofil zu erstellen, auf dem die nachfolgende Therapie aufbaut. Sehe ich beispielsweise an den Schlafprotokollen, dass die Einschlafzeiten zu lang sind, zeige ich den Betroffenen Entspannungsübungen. Ist jemand nachts häufig wach, gebe ich Tipps, was in dieser Zeit zu tun und zu lassen ist. Hat jemand Albträume, besprechen wir deren Inhalt. Sie können hier schon erkennen, dass die Diagnostik und Therapie von Schlafproblemen äußerst individuell ist. Die häufigste Schlafstörung ist übrigens die Insomnie, gefolgt von der Schlafapnoe. Das Restless-Legs-Syndrom und Zähneknirschen sind ebenfalls weitverbreitet. Zu diesen Schlafstörungen können Sie hier im dritten Teil mehr erfahren.

59. Welche körperlichen und psychischen Krankheiten können hinter einer Schlafstörung stecken?

Fast alle Krankheiten oder Störungen können uns um den Schlaf bringen, direkt oder indirekt. In der Medizin unterteilen wir sie in physiologische und psychische Probleme. Unter den physiologischen Erkrankungen kann so manche für unruhige Nächte sorgen: eine Atemwegserkrankung etwa, die mit Husten einhergeht. Ein Magen-Darm-Problem, das Sodbrennen oder Bauchweh verursacht. Eine rheumatische Erkrankung, die Betroffene vor Schmerzen nicht schlafen lässt. Zahlreiche neurologische Erkrankungen können den Schlaf ebenfalls beeinträchtigen. Das Restless-Legs-Syndrom etwa, das die Beine nachts so unruhig macht, entsteht oft aufgrund von Eisenmangel. Morbus Parkinson, von dem in Deutschland mindestens 200 000 Menschen betroffen sind, liegt ein Mangel des Botenstoffs Dopamin zugrunde, der nicht nur die Motorik, sondern auch den Schlaf stört. Und ist jemand tagsüber schläfrig und nachts wach, könnte das ein Vorbote für Demenz sein. Erinnern Sie sich noch an den Schauspieler Robin Williams, der sich 2014 im Alter von 63 Jahren das Leben nahm? Die Obduktion ergab, dass er an der sogenannten Lewy-Körperchen-Demenz litt. Die Erkrankung ist nach Morbus Alzheimer die zweithäufigste Form von Demenz und geht mit Stimmungsschwankungen, Depressionen und Schlafstörungen einher. Bereits im Frühstadium haben die Betroffenen Träume, bei denen sie sich stark bewegen und teilweise sogar aus dem Bett fallen. In der Schlafmedizin nennen wir das REM-Schlaf-Störung. Genauso können Krebserkrankungen zu Schlafstörungen führen, wenn auch eher indirekt: Eine Brustkrebsdiagnose zum Beispiel ist trotz der heute tendenziell guten Prognose ein Riesenschreck. Sie versetzt Betroffene in Sorge, vielleicht sogar in eine Lebenskrise voller Zukunftsängste. Angst und Schlaf – das ist wie ein Widerspruch. Wer von uns kann sich schon entspannen, wenn er oder sie Angst hat? Eben. Beim Thema Angst komme ich wieder auf die psychischen Erkrankungen zurück, die noch häufiger als körperliche der Grund für Schlafstörungen sind und bei schweren Formen fast immer mit Ein- oder Durchschlafstörungen einhergehen. Menschen mit Depressionen beispielsweise können oft schlecht einschlafen und werden häufig in den frühen Morgenstunden hellwach. Angst- und Panikstörungen machen ein entspanntes Einschlafen fast unmöglich. Und die Schizophrenie, die zu den Psychosen gehört, beginnt fast immer mit einer Schlafstörung. Betroffene bleiben ganze Nächte lang wach, meinen, sie würden verfolgt – und je schlechter sie schlafen, desto schlimmer werden die paranoiden Symptome. Ich wollte Sie jedoch nicht erschrecken: Nicht hinter jeder Schlafstörung muss eine Erkrankung wie Krebs oder Demenz stecken. Es gibt viele Gründe für schlaflose Nächte, die Ursachen sind vielfältig. Ich kann Sie beruhigen: Es gibt mittlerweile effektive Möglichkeiten, diese Schlafstörungen zu beheben.

60. Wann ist die Schlafstörung psychosomatisch?

Eine Schlafstörung ist psychosomatisch bedingt, wenn für Schlafschwierigkeiten keine organische Ursache gefunden werden kann. Dahinter kann sich eine psychische Erkrankung verbergen, muss aber nicht. Wer beispielsweise aufgrund von Alltagssorgen nicht einschlafen kann, hat eine psychosomatische Schlafstörung, sofern das Problem länger besteht. Von einer psychosomatischen Schlafstörung sprechen wir in der Schlafmedizin schlicht und ergreifend dann, wenn jemand vor lauter Anspannung in der Nacht keine Ruhe findet. Ich möchte Ihnen ein paar Beispiele geben: Menschen mit einer generalisierten Angststörung samt Panikattacken schlafen fast immer unruhig. Tinnitus-Patienten hält das unerträgliche Ohrgeräusch wach, für das es keine organische Ursache gibt. Bei Depressionen zählen Schlafstörungen sogar zu den häufigen Symptomen. Umgekehrt kann eine jahrelange Schlafstörung aufgrund der ständigen Erschöpfung zu depressiven Verstimmungen führen (siehe Kapitel 61). Etwa die Hälfte aller Schlafstörungen hat psychosomatische Ursachen. Doch Vorsicht: Mal ein paar Tage schlecht zu schlafen, beispielsweise nach einem Streit mit dem Partner, ist noch keine Schlafstörung. Die liegt laut Definition erst vor, wenn jemand mindestens einen Monat lang häufiger als dreimal in der Woche schlecht schläft. Psychosomatische Schlafstörungen kommen bei Frauen häufiger vor als bei Männern. Das liegt daran, dass der Schlaf einer Frau leichter ist und sie aufgrund der hormonellen Schwankungen anfälliger ist für Schlafprobleme. Östrogene, die weiblichen Sexualhormone, verursachen eine gewisse emotionale Instabilität und machen den Schlaf oberflächlich. In den Wechseljahren sinkt dann der Spiegel des Gelbkörperhormons Progesteron, womit seine beruhigende Wirkung nachlässt.

Psychosomatische Schlafstörungen gibt es aber auch bei Kindern. Sie äußern sich beispielsweise durch nächtliches Einnässen, für das sich keine organische Ursache wie eine Blasenschwäche findet. Kinder, die nachts ins Bett machen, reagieren so zum Beispiel auf Streitigkeiten ihrer Eltern, weil sie dadurch psychisch belastet sind.

61. Kann eine Schlafstörung eine Depression auslösen?

Ja, das kommt gar nicht so selten vor. Chronische Schlafstörungen, vielleicht sogar über Jahre, rauben den Betroffenen wahnsinnig viel Energie. Körper und Psyche können sich im Schlaf kaum erholen, sodass es langfristig zu einer großen Erschöpfung kommt. Das Risiko, dass daraus depressive Verstimmungen entstehen, ist groß. Auch eine Schlafapnoe, eigentlich eine Schlafstörung mit organischer Ursache, hat häufig eine Depression zur Folge. Ich habe in diesem Bereich viel geforscht[55] und herausgefunden, dass ein Viertel aller Menschen mit Schlafapnoe irgendwann eine Depression entwickeln – und umgekehrt, dass ein Viertel aller Menschen mit einer Depression eine unerkannte Schlafapnoe hat. Vermutlich liegt das daran, dass die Gehirnzellen aufgrund der Atemaussetzer nachts nicht ausreichend Sauerstoff bekommen. Ich empfehle deshalb allen, die eine Depression haben und bei denen die gängigen Therapien nicht helfen, sich auf eine Schlaf-Apnoe hin untersuchen zu lassen. Sollte sich dann herausstellen, dass tatsächlich nächtliche Atemaussetzer vorliegen, bestehen gute Chancen, dass die Schlafapnoe-Therapie die Depression verschwinden lässt: Die Schnarchenden bekommen ein sogenanntes CPAP-Gerät, das sie über eine Maske im Schlaf mit Sauerstoff versorgt. CPAP steht für »continous positive airway pressure«, also einen gleichmäßigen Atemwegsüberdruck, der verhindert, dass die Atemwege im Schlaf verengen. Tragen Schnarchende das Gerät in der Nacht und gelangt dadurch wieder ausreichend Sauerstoff ins Gehirn, verbessert sich messbar die Stimmung. Theoretisch kann eine Schlafstörung bei jeder Person eine Depression auslösen, es muss keine bestimmte Veranlagung dazu vorliegen. Die Erschöpfung, die infolge des Schlafmangels früher oder später entsteht, ist das Problem: Das Nervensystem hat einfach keine Möglichkeit, sich zu erholen, wenn es keinen guten Schlaf mehr gibt. Es kommt in der Folge zu Konzentrationsschwierigkeiten, Vergesslichkeit, Überforderung, Antriebslosigkeit, Unsicherheit, Interessensverlust und Niedergeschlagenheit – den typischen Anzeichen einer Depression. Umgekehrt hatte ich ja bereits erwähnt, dass eine Depression das Schlafen erschwert. Rund 80 Prozent der Menschen mit Depressionen haben eine Schlafstörung. Diese äußert sich vor allem in frühmorgendlichem Erwachen. Die Betroffenen sind plötzlich hellwach und wissen nicht, warum. Grund ist ein erhöhter Spiegel des Stresshormons Cortisol. Bei den anderen 20 Prozent der Betroffenen mit einer Depression passiert das Gegenteil: Sie schlafen zu viel. Wir Schlafmediziner nennen das Hypersomnie. Betroffene schlafen sehr lange, auch tagsüber, doch ihr Schlaf ist nicht erholsam. Den meisten jedoch, jenen, die zu den 80 Prozent gehören, helfe ich mit einer kognitiven Verhaltenstherapie für Insomnie und mit Psychopharmaka. Außerdem prüfe ich bei den Älteren, ob ein Melatoninmangel vorliegt – viele Menschen ab 55 Jahren produzieren zu wenig davon und haben dadurch Durchschlafstörungen. Sie wachen jede Nacht vier-, fünf-, sechsmal auf und haben nur noch einen sehr oberflächlichen Schlaf. Die Melatonin-Messung ist relativ aufwendig: Alle zwei Stunden innerhalb eines Tages muss das Schlafhormon mithilfe eines Stäbchens im Speichel gemessen werden. Ein Mangel lässt sich mit Melatonin-Präparaten ausgleichen.

62. Schützt mich Schlaf vor einem Burn-out?

Diese Frage kann ich Ihnen mit einem klaren Ja beantworten. Ein klassischer Burn-out entwickelt sich auf mehreren Ebenen. Er entsteht durch zu viel Beschäftigung bei zu wenig Erholung und gleichzeitig zu wenig Wertschätzung für die übermäßige Aktivität. Die typischen Burn-out-Patienten, die ich bisher behandelt habe, waren selbstständige Managerinnen und Manager, Lehrerinnen und Lehrer, Angestellte, Führungskräfte – lauter Menschen, die sich übermäßig in ihrem Job engagierten. Sie machten viele Überstunden, galten im Kollegenkreis als besonders fleißig und steckten ihre ganze Energie in ihre Arbeit, worüber sie ihre eigenen Bedürfnisse vergaßen. Irgendwann wurde dann alles zu viel. Sie waren völlig erschöpft, ihre Arbeitsleistung nahm ab und Betroffene entwickelten gegen das, wofür sie anfangs noch brannten, eine geradezu zynische Abneigung. Einer meiner Patienten berichtete mir, dass ihm während des Burn-outs immer schlagartig übel wurde, wenn er auch nur in die Nähe seiner Firma kam. 70 Stunden pro Woche hatte er sich abgerackert und dabei zwar viel Geld verdient, aber wenig Wertschätzung und freie Zeit genossen. Plötzlich sah er überhaupt keinen Sinn mehr in seiner Arbeit.

Frauen im mittleren Management sind besonders gefährdet, einen Burn-out zu erleiden, wie ich feststellen musste. Zum Beispiel eine Personalchefin oder eine Oberärztin, die vielleicht noch Kinder haben. Sie tragen Verantwortung für ihre Familie und ihr Team bei der Arbeit, gleichzeitig stehen sie unter der Führung von anderen Personen, meistens Männern. Der Erwartungsdruck ist hoch, und wer dann auch noch Schwierigkeiten hat, Grenzen zu setzen, läuft erst recht Gefahr, in einen Burn-out zu geraten, weil andere das ausnutzen. Doch niemand ist endlos belastbar –

früher oder später fühlt man sich wie eine ausgepresste Zitrone und nur noch erschöpft. Bevor es jedoch zur vollen Ausprägung des Burn-outs kommt, kündigt ein Vorbote diesen nachts an: die Schlafstörung. Wer sich überlastet fühlt, abends erschöpft zu Bett geht, dann aber plötzlich völlig aufgedreht ist und deshalb nicht einschlafen kann, sollte hellhörig werden – dies können die ersten Anzeichen eines Burn-outs sein. Im Laufe der Zeit wird sich zu den Einschlafproblemen ein häufiges nächtliches Erwachen gesellen, weil der Körper einfach nicht mehr richtig abschalten und sich erholen kann. Dann ist es nur noch eine Frage der Zeit, bis der Schlafmangel zu den typischen Burn-out-Symptomen führt:[56] Erschöpfung, Energiemangel, Konzentrationsstörungen, Vergesslichkeit, Entscheidungsschwierigkeiten, Desillusionierung, Schwächegefühl, Ruhelosigkeit, Verzweiflung, Zynismus, Bitterkeit. An dieser Stelle möchte ich auf die Eingangsfrage zurückkommen: Kann gesunder Schlaf einen Burn-out verhindern? Es gibt dazu keine Studien, aber erfahrungsgemäß ja: Auf gewisse Weise lässt sich einem Burn-out vorbeugen, wenn man sich um eine gute Schlafqualität bemüht. Wer ausreichend schläft und erholt aufwacht, ist tagsüber gelassen und belastbar. Guter Schlaf schafft Resilienz gegenüber den alltäglichen Belastungen. Wer gut schläft, gerät vielleicht gar nicht erst in den Strudel der Erschöpfung. Die Wissenschaft streitet übrigens darüber, ob Burnout eine eigenständige Erkrankung oder nur ein schickeres Wort für Depression ist. Die Weltgesundheitsorganisation[57] immerhin hat Burn-out inzwischen in die internationale Klassifikation der Krankheiten (ICD-11) aufgenommen, zwar nicht als eigene Diagnose, aber als seelisches Syndrom. Ich denke, Burn-out ist eine zusätzliche affektive Störung, früher »Gemütskrankheit« genannt. Dazu zählt die Depression ebenso wie die bipolare Störung. Ich denke nicht, dass ein Burn-out mit einer Depression gleichzusetzen ist. Weil ich mittlerweile viele Menschen getroffen habe, die keinerlei Veranlagung für eine Depression, im Zuge ihrer beruflichen Tätigkeit jedoch einen Burn-out entwickelt hatten. Wenn Sie an sich selbst Symptome eines Burn-outs feststellen, sollten Sie unbedingt ärztliche Hilfe in Anspruch nehmen.

63. Kann Schlafmangel psychisch krank machen?

Ja, Schlafmangel kann zum Beispiel Depressionen verursachen. Es muss dafür gar keine Schlafstörung vorliegen – schon ein selbst auferlegtes Schlafdefizit kann auf Dauer zu depressiven Verstimmungen führen. Schlafprobleme und Suchterkrankungen gehen häufig Hand in Hand, wie wir schon zu Beginn des Buches am Beispiel des Regisseurs Rainer Werner Fassbinder gesehen haben (siehe Kapitel 4). Und ein durch Aufputschmittel oder Drogen selbst herbeigeführtes Schlafdefizit kann zu weiteren psychischen Störungen führen, etwa einer Psychose. Wann immer sich eine Psychose, eine Schizophrenie, eine bipolare Störung oder eine Depression entwickelt: Schlafstörungen gehen den ersten Krankheitssymptomen fast immer voraus, sie sind sozusagen ein unheilvoller Vorbote. Jahrelanger Schlafmangel beeinflusst die psychische Verfassung jedoch immer. Wer schon lange nicht gut schlafen kann und das Problem allein nicht in den Griff bekommt, sollte sich unbedingt Hilfe holen, um einer psychischen Erkrankung rechtzeitig vorzubeugen. Niemand muss sich für seine Schlafstörungen schämen, und es gibt heute sehr gute Behandlungsmöglichkeiten.

64. Wie sieht der Schlaf-Wach-Rhythmus bei einer Borderline-Störung aus?

Eine Borderline-Persönlichkeitsstörung entsteht bereits in jungen Lebensjahren und zählt zu den häufigsten Persönlichkeitsstörungen. Etwa drei Prozent der Menschen in Deutschland sind betroffen.[58] Wie bei vielen psychischen Erkrankungen sind die Ursachen vielfältig. Häufig liegt das Gefühl zugrunde, in der Kindheit mit all seinen Bedürfnissen nicht ausreichend beachtet und versorgt gewesen zu sein. Ein klassisches Beispiel dafür ist ein Kind, das von den leiblichen Eltern bereits als Baby zur Adoption freigegeben und im Laufe der Kindheit von einer Pflegefamilie in die nächste weitergereicht wurde. Wechseln immer wieder die Bezugspersonen, und behandeln diese das Kind obendrein schlecht, ist die Wahrscheinlichkeit, dass es eine Borderline-Persönlichkeitsstörung entwickelt, relativ groß. Viel häufiger als Menschen mit der Erkrankung sind allerdings solche, die lediglich Borderline-Persönlichkeitsanteile haben. Die Erkrankung ist dann nicht voll ausgeprägt, in gewissen Zügen aber doch vorhanden. Die berühmteste Person mit einer Borderline-Persönlichkeitsstörung ist wohl Marsha Linehan. Die US-amerikanische Professorin und Psychologin hat an der University of Washington ein Therapiezentrum für Borderline-Persönlichkeitsstörungen gegründet und leitet es bis heute.[59] Linehan kam 1943 als drittes von sechs Kindern zur Welt und wuchs in ärmlichen Verhältnissen auf. Auf die Bedürfnisse der vielen Kinder konnte in der Familie kaum geachtet werden; die Eltern waren viel zu beschäftigt damit, den Lebensunterhalt zu verdienen, um die Familie über Wasser zu halten. Marsha war gut in der Schule, mit 17 Jahren begann sie jedoch, sich selbst zu verletzen. Sie ritzte sich mit Glasscherben oder Rasierklingen in die Unterarme, was typisch ist für Borderline-Persönlichkeits-störungen. Die junge Frau kam in die Psychiatrie und erhielt dort die Fehldiagnose Schizophrenie. Sie bekam Psychopharmaka und wurde mit der Elektrokonvulsionstherapie (EKT) behandelt, einer Art Elektroschockbehandlung am Kopf. Die Methode gibt es heute immer noch, sie gilt als anerkanntes medizinisches Verfahren und ist sehr erfolgreich. Heutzutage wird die EKT immer unter Betäubung durchgeführt. Marsha Linehan musste sie im Wachzustand über sich ergehen lassen. Trotz der Qualen hat sie die Prozedur immer wieder überstanden, nach ihrer Entlassung Psychologie studiert und ihre Doktorarbeit geschrieben. Anschließend hat sie die beste Therapie entwickelt, die wir bis heute gegen Borderline haben: die sogenannte dialektisch-behaviorale Therapie (DBT). Sie basiert auf der kognitiven Verhaltenstherapie, beinhaltet aber zusätzliche Elemente speziell für Menschen, die sich selbst gefährden. Typisch für Borderline-Persönlichkeitsstörungen ist eine starke emotionale Instabilität. Betroffene fühlen sich mal himmelhochjauchzend, mal zu Tode betrübt. Unter diesen extremen Gefühlslagen leiden nicht nur sie selbst, sondern auch ihre Mitmenschen. Diese extremen Ausprägungen setzen sich auch in anderen Bereichen ihres Lebens fort. Dies kann man beispielsweise an Schlafprotokollen von Borderline-Patienten überprüfen. Jeder Tag sieht extrem anders aus. Borderliner schlafen unregelmäßig: Sie gehen sehr früh am Abend zu Bett oder spät in der Nacht, stehen manchmal sehr früh auf oder spät am Tag, schlafen mal vier oder auch zehn Stunden. Der sogenannte zirkadiane Rhythmus, die Chronobiologie, ist bei ihnen völlig aus dem Takt geraten. Ob das eine Folge der Erkrankung ist oder die Ursache, wissen wir noch nicht. Menschen mit einer Borderline-Störung nehmen überdurchschnittlich häufig Schlafmittel ein und sind dabei genauso wankelmütig wie in ihrem Schlaf-Wach-Rhythmus: Heute nehmen sie diese Tabletten, morgen jene, am dritten Tag gar keine und am vierten ein drittes Mittel. Es herrscht einfach Chaos auf verschiedenen Ebenen. In der Therapie gilt es, ihren zirkadianen Rhythmus wieder zu regulieren. Wenn das gelingt, verbessern sich auch die Borderline-Symptome. Das Erlernen einer guten Schlafhygiene ist daher immer Teil der Therapie.

65. Wie schlafen Menschen nach einem Trauma?

Ein Autounfall, ein Flugzeugabsturz, eine Vergewaltigung, ein Überfall – viele Erlebnisse können traumatisch sein. Oft entwickeln Betroffene danach eine sogenannte Posttraumatische Belastungsstörung (PTBS). Das wirkt sich dramatisch auf den Schlaf aus, denn sie durchleben das einschneidende Ereignis in ihren Albträumen immer wieder. Wenn es im Traum mal nicht um das konkrete Ereignis geht, träumen sie, dass sie sich in Lebensgefahr befinden, dass sie zum Beispiel ersticken oder ertrinken. Schweißgebadet wachen sie immer wieder auf, mit rasendem Puls und starr vor Angst. Weil das fast jede Nacht so geht, leiden sie unter schweren Schlafstörungen. Sie finden keine Ruhe, denn sobald sie einschlafen, kommen die Erinnerungen an das Erlebte wieder hoch. Das traumatisierte Gehirn schafft es dabei einfach nicht, den Traum vom Wachzustand zu trennen, was die Albträume sehr realistisch und entsprechend beängstigend macht. Irgendwann haben die Betroffenen extreme Angst einzuschlafen. In den ersten Wochen nach einem Trauma sind Albträume noch normal und sogar in Ordnung: Das Gehirn reinigt sich so von dem Erlebten. In dieser Zeit sollte man sie deshalb möglichst nicht mit

Medikamenten unterdrücken, sondern zulassen. Dauern sie aber länger an und kann der oder die Betroffene dadurch über längere Zeit nicht gut schlafen, sollten die Albträume mit Medikamenten und Psychotherapie behandelt werden. Meist hilft es traumatisierten Menschen, den Inhalt ihrer Albträume aufzuschreiben und darüber zu reden. Es gibt auch ein Verfahren, mit dem sich die schlechten Erinnerungen und damit die bösen Träume sozusagen aus dem Gedächtnis wischen lassen. Es heißt »Eye Movement Desensitization und Reprocessing«, kurz »EMDR«.[60] Darauf spezialisierte Traumatherapeuten versetzen die Betroffenen dafür ähnlich wie bei einer Hypnose in einen Entspannungszustand. Dann sollen sich die Patienten die Szenen, die sie belasten, lebhaft ausmalen. Wie Filmszenen mit Bildern und einer Tonspur aus Geräuschen. Gleichzeitig sollen sie mit den Augen den Handbewegungen des Therapeuten folgen, der die Bilder wie ein Scheibenwischer wegwischt. Die Methode aus der Traumatherapie mag skurril klingen, ist aber wissenschaftlich belegt und anerkannt. Viele Betroffene fühlen sich bereits nach wenigen EMDR-Sitzungen deutlich entlastet.

66. Macht Angst Psyche und Körper müde?

Es gibt kaum ein anderes psychisches Symptom, das die Seele und den Körper so müde macht wie Angst. Meine Patientinnen und Patienten mit generalisierter Angststörung und Panikattacken sind allesamt chronisch erschöpft. Sie sind ständig müde, ohne dass es dafür eine organische Ursache gäbe. Das liegt daran, dass die ständige Angst sämtliche Energiereserven des Körpers aufbraucht. Es muss dafür gar keine Angststörung vorliegen. Stellen Sie sich beispielsweise vor, dass Ihr Partner oder Ihre Partnerin übermorgen operiert wird. Vermutlich werden Sie Angst verspüren, ob auch alles gut geht. Nach der überstandenen Operation werden Sie sich wahrscheinlich erschöpft – und natürlich erleichtert – fühlen.

Angst bedeutet, dass der Körper alle Reserven mobilisiert, um sich vor einem Feind zu schützen. Mal angenommen, Sie gehen allein im Wald spazieren und begegnen einem Wildschwein. Es rennt auf Sie zu und Sie bekommen zu Recht Panik: Das Herz rast, die Hände schwitzen, die Eingeweide krampfen sich zusammen. Der ganze Stoffwechsel ist plötzlich auf 180, Stresshormone zirkulieren im Blut – diese Reaktion kostet den Körper viel Kraft. Wenn Sie fünf Minuten lang große Angst haben, ist das, überspitzt gesagt, als würden Sie Energie für zwei Jahre verbrauchen. Hat jemand eine Angststörung, reagiert der Körper die ganze Zeit so, als wäre ein Wildschwein in der Nähe. Das frisst – buchstäblich – sämtliche Reserven. Bei Panikattacken, einer extremen Ausprägung der Störung, kommt Todesangst hinzu – ohne dass es eine Ursache wie ein Wildschwein gäbe. Sehr aktive Menschen sind übrigens besonders anfällig für Panikattacken.

Ich möchte Ihnen an dieser Stelle von einem Patienten erzählen. Er ist fleißig, sportlich und erfolgreich, arbeitet in einem großen Unternehmen als Abteilungsleiter. Mit seiner Frau baut er ein eigenes Haus und macht dort viel selbst, da er handwerklich begabt ist. Er kam zu uns in die Klinik, weil ihn während eines Vortrags, den er halten musste, wie aus heiterem Himmel eine Panikattacke überwältigte. Er bekam plötzlich Herzrasen, einen Kloß im Hals und begann zu schwitzen. Ihm wurde schwindelig und schwarz vor Augen, mit dem Ret-

tungsdienst kam er in die Notaufnahme. Weil keine körperliche Ursache zu finden war, kam er schließlich zu mir, und ich diagnostizierte eine psychosomatische Panikstörung aufgrund beruflicher und privater Überforderung. Für mehrere Wochen kam der Mann zur Psychotherapie in die Klinik, um zu lernen, seine Ressourcen wieder zu respektieren: Pausen einzuplanen, genug zu schlafen und regelmäßig zu essen.

67. Was tun, wenn mir chronische psychosomatische Schmerzen den Schlaf rauben?

Rauben Schmerzen einem den Schlaf, gilt erst einmal abzuklären, ob dafür eine körperliche Ursache existiert. Rückenschmerzen beispielsweise sind häufig psychosomatisch bedingt. Zunächst ist jedoch eine orthopädische Untersuchung notwendig. Schließlich kann es sich auch um einen Bandscheibenvorfall oder andere Probleme an der Wirbelsäule handeln. Ist der Rücken eigentlich in Ordnung, tut aber trotzdem weh, ist die Ursache psychosomatisch. Psychosomatische Schmerzen können den ganzen Körper betreffen: den Rücken, Gelenke, den Kopf, den Bauch – oder alles zusammen. Menschen, die unter psychosomatischen Schmerzen leiden und deswegen nicht schlafen können, nehmen häufig Schmerzmittel ein, Paracetamol oder Ibuprofen zum Beispiel. Die helfen jedoch nicht – schließlich liegt keine Verletzung oder Ähnliches vor.

Eine 75-jährige Patientin kam mit quälenden Rückenschmerzen zu mir, die sie nächtelang wach hielten. Irgendwann

konnte sie nur noch im Sitzen schlafen, obwohl orthopädi-
sche Untersuchungen keinen Grund für die Schmerzen fan-
den. Die Frau war verwitwet und mit ihren Kindern zerstritten.
Sie nahm Schlafmittel und Schmerzmittel, doch nichts davon
half. Parallel zu den Rückenschmerzen hatte sie depressive
Verstimmungen entwickelt. Sie fühlte sich antriebslos, hatte
keinen Appetit mehr und verlor an Gewicht. Nichts bereitete
ihr mehr Freude und der Schlafmangel machte alles nur noch
schlimmer. Irgendwann fing eine ihrer Töchter wieder an, die
Mutter zu besuchen. Die Treffen führten dazu, dass sich auch
die anderen Kinder wieder mit ihr versöhnten und sie von da
an regelmäßig besuchten. Damit verschwanden, wie durch
ein Wunder, schlagartig ihre Rückenschmerzen.

Dies ist kein Einzelfall, sondern der beste Beweis dafür, dass psychosomatische Schmerzen häufig mit depressiven Verstimmungen zusammenhängen. Je schlechter die Stimmung, desto schlimmer die Schmerzen – und umgekehrt. Dieser Teufelskreis entsteht,
weil wir Schmerzen in einer depressiven Phase viel stärker wahrnehmen als in glücklichen Zeiten. Bei einer Depression setzt der
Körper verstärkt das Stresshormon Cortisol frei, das die Schmerz-
wahrnehmung intensiviert. Bei allen psychosomatischen Schmerzen, die den Schlaf und auch den Alltag stören, ist es deshalb wichtig, nicht nur den Körper, sondern auch die Seele zu behandeln.
Bei psychosomatischen Rückenschmerzen etwa tun dem Körper
physikalische Therapien gut: Massagen, Wärme und Kranken-
gymnastik. Der Seele wiederum helfen Entspannungsübungen,
Meditation, die Zuneigung von anderen Menschen, körperliche
Berührungen sowie das Gefühl von Sicherheit und Geborgenheit.

3. Teil: Schlaf und Krankheiten

68. Wie schlafen Menschen mit Tinnitus?

Mal ist es ein Pfeifen, mal ein Summen, dann ein Rauschen oder ein Zischen. Eines aber haben alle Tinnitus-Töne gemeinsam: Sie nerven gewaltig. 10 bis 15 Prozent der Menschen in Deutschland kennen die lästigen Ohrgeräusche.[61] Treten sie neu auf, sollte zunächst eine organische Ursache abgeklärt werden, am besten in einer Hals-Nasen-Ohren-Arztpraxis. Dort sollten Ohr und Gehörgang gründlich untersucht und ein sogenanntes Audiogramm erstellt werden, um zu prüfen, ob eine Schwerhörigkeit vorliegt. Die meisten Menschen mit Tinnitus sind mindestens leicht schwerhörig. Viele ignorieren das und tragen keine Hörgeräte – das ist ein Riesenfehler. Denn der Tinnitus ist ein Phantomgeräusch. Eine akustische Halluzination jener Töne, die das Ohr nicht mehr hört und die das Gehirn durch den Tinnitus zu kompensieren versucht. Findet sich beim HNO-Besuch keine Ursache, hat man es mit einem psychosomatischen Tinnitus zu tun. Wer die Ursache verstehen will, muss sich mit dem Innenohr beschäftigen. Dort befindet sich die Cochlea, ein kleines, schneckenförmiges Organ, das aufgrund seines Aussehens auch Hörschnecke heißt. Im Innern dieses spiralförmig gewundenen Röhrensystems befinden sich feine Härchen. Diese sogenannten Haarzellen bewegen sich, sobald Schallwellen aufs Ohr treffen, wandeln die Geräusche durch die Bewegung in elektrische Impulse um und leiten diese über Nervenzellen ans Gehirn weiter, das die Töne dann deutet. Übermäßiger Stress und große Angst führen dazu, dass die Härchen in der Cochlea nicht mehr so gut mit Nährstoffen und Sauerstoff versorgt werden. Weil sie sehr empfindlich sind, sterben sie ab. Die Übertragung von Geräuschen aus dem Ohr ins Gehirn ist dann gestört – und so entsteht das Ohrgeräusch. Ist es länger als sechs Monate wahrnehmbar, sprechen wir in der Medizin von einem chronifizierten Tinnitus. Wer einmal davon betroffen, behält ihn leider oft sein Leben lang, denn abgestorbene Hörschnecken-Härchen wachsen nicht mehr nach. Für den Schlaf ist ein Tinnitus nicht gerade förderlich: Gerade wenn die Umgebung still ist, nehmen viele Betroffene ihr Ohrgeräusch besonders deutlich wahr. Manche nur auf einem Ohr, es gibt jedoch Patienten, die auf jedem Ohr einen anderen Tinnitus haben. Rechts ein Rauschen, links ein Pfeifen – kein Wunder, dass einige befürchten, wahnsinnig zu werden! Sobald sie im Bett liegen und das Gehirn zur Ruhe kommt, drängen sich die lästigen Töne auf und stören beim Einschlafen. Manche Betroffenen haben gelernt, ihren Tinnitus zu kompensieren. Sie kennen Techniken, die ihnen beim Einschlafen helfen, sich auf ein anderes Geräusch oder ein Bild zu konzentrieren, und haben deshalb keine Schlafprobleme. Der Trick besteht vor allem darin, den Fokus der Aufmerksamkeit von dem Tinnitus abzulenken.

In der Medizin unterteilen wir Tinnitus in vier Schweregrade.[62] Tinnitus ersten Grades ist gut kompensiert, Betroffene haben keinen Leidensdruck. Ein Tinnitus zweiten Grades tritt in den Vordergrund, sobald die Umgebung still wird, und stört vor allem in Stresssituationen. Betroffene mit Tinnitus Grad drei sind im Job und im Alltag beeinträchtigt, es kommt durch den Tinnitus zu emotionalen, kognitiven und körperlichen Störungen. Liegt ein Tinnitus vierten Grades vor, besteht oft eine Berufsunfähigkeit – das Geräusch nervt einfach bei jeder Tätigkeit. Oft ist der Schlaf für Menschen mit Tinnitus ein Geschenk, wenn sie denn einschlafen können: Im Schlaf herrscht endlich Ruhe! Beim Aufwachen morgens ist der Ton häufig noch sehr leise – auch das kann eine Wohltat sein. Mit steigender Aktivität im Tagesverlauf macht sich der Tinnitus jedoch bei den meisten mehr und mehr bemerkbar. Stress sollten Betroffene möglichst vermeiden, denn unter Druck ist der Ton häufig am lautesten. Ob Hörtraining, Noiser oder Musiktherapie – Ideen, gegen die Ohrgeräusche vorzugehen, gibt es auf dem Markt reichlich. Nicht alle helfen. Statt viel Geld auszugeben und immer wieder neue Produkte aus der Werbung auszuprobieren, sollten Betroffene daher auf die Wissenschaft vertrauen. Die hat zum Beispiel bewiesen, dass einem Viertel der Tinnitus-Patienten die kognitive Verhaltenstherapie hilft. In sechs bis zehn Sitzungen verschwindet zwar nicht das Ohrgeräusch aus dem Kopf, doch die Betroffenen lernen, besser damit zu leben und es weniger wahrzunehmen. Für die anderen drei Viertel, denen die Verhaltenstherapie nicht hilft, gibt es verschiedene andere Verfahren und in Studien wirksame Geräte, zu denen man sich am besten bei einem Spezialisten informiert. Kaufen Sie nicht wahllos irgendwas, wenn Sie unter einem Tinnitus leiden. Lassen Sie sich untersuchen, und informieren Sie sich beim Arzt zu Maßnahmen, die zu Ihnen passen und deren Wirksamkeit wissenschaftlich belegt ist. Eine individualisierte Behandlung ist bei Tinnitus ganz wichtig, denn nicht alle sprechen gleich gut auf die verschiedenen Therapien an. So hilft bei einer geringen Anzahl Betroffener – etwa fünf Prozent – die sogenannte repetitive transkraniale Magnetstimulation (rTMS), die auch bei Depressionen zum Einsatz kommt. Dabei wird eine Magnetspule auf die Schädeldecke gelegt. Die starken Magnetfelder können bestimmte Bereiche des Gehirns gezielt hemmen oder stimulieren. Bei Personen, bei denen die Therapie anschlägt, lässt sich der Tinnitus mit rTMS deutlich lindern. Sie sehen also: Helfen kann man jedem irgendwie – und wenn es nur darum geht, die Ohrgeräusche zu akzeptieren und besser mit ihnen zu leben.

69. Entspannt schlafen mit ADHS – ist das möglich?

Zwei bis sechs Prozent der Kinder und Jugendlichen haben ADHS, eine Aufmerksamkeitsdefizit-/Hyperaktivitätsstörung.[63] Die Verhaltensstörung tritt immer schon in der Kindheit auf – es wird nicht passieren, dass eine 50-Jährige plötzlich ADHS bekommt. Die Ursachen sind nicht vollständig geklärt, wahrscheinlich spielen die Gene eine Rolle und äußere Einflüsse, die auf die Gehirnentwicklung einwirken. Vermutlich geraten dadurch Botenstoffe im Gehirn aus dem Gleichgewicht, was dazu führt, dass Betroffene ihre Aufmerksamkeit nur schwer auf einen Fokus lenken können. Sie sind meist nicht bei der Sache, sondern im Kopf immer gleichzeitig mit mehreren Dingen beschäftigt, was dazu führt, dass sie fast nie etwas zu Ende bringen. Die Konzentrationsschwierigkeiten bringen Probleme in der Schule mit sich; oft schreiben Kinder mit ADHS schlechte Noten oder müssen Klassen wiederholen. Und dann wäre da noch das Hyperaktivitätssyndrom, das dazu führt, dass die Kinder motorisch überaktiv, also sozusagen hibbelig sind und nicht lange stillsitzen können. Kinder mit ADHS lassen sich nicht gut in Gruppen integrieren, sondern sind erfolgreicher, wenn sie allein in ihrem Tempo arbeiten. Das Ungleichgewicht der Botenstoffe in ihrem Gehirn bewirkt eine Überaktivität der Gehirnzellen – und stört dadurch massiv den Schlaf. Wer ADHS hat, leidet oft unter gravierenden Einschlafstörungen oder einem gestörten Schlaf-Wach-Rhythmus, weil das Gehirn einfach nicht zur Ruhe kommt. Sind die Beine nachts zappelig, stört das den Tiefschlaf, sodass die Erholung fehlt. Tagsüber sind Betroffene oft müde, was ihre Konzentrationsschwierigkeiten noch verschlechtert. Indem sie sich um eine gute Schlafhygiene kümmern, können sie die Symptome lindern. Sollten Sie zu den Betroffenen gehören, rate ich Ihnen: Sorgen Sie tagsüber für viel Licht und setzen Sie sich in den Abendstunden, wenn Sie zur Ruhe kommen wollen, keinen zu hellen Lichtquellen mehr aus. Treiben Sie am besten täglich Sport, sodass Sie danach körperlich ausgelastet sind. Lernen Sie Techniken, mit denen Sie Ihre Gedanken beim Einschlafen kontrollieren können, zum Beispiel, indem Sie alles, was Ihnen durch den Kopf schwirrt, abends in ein Sorgenheft schreiben (siehe Kapitel 21). Wenn das nicht hilft, kann die Gabe von Melatonin eine halbe Stunde vor dem Schlafengehen das Einschlummern erleichtern. Das Schlafhormon gibt es in Tablettenform, es ist auch für Kinder mit ADHS zugelassen. Wer Kinder mit ADHS hat, sollte ihnen helfen, die oben stehenden Tipps umzusetzen.

70. Schlafen Menschen mit Autismus anders?

Was haben der Tesla-Mitinhaber Elon Musk und Klimaaktivistin Greta Thunberg gemeinsam? Beide haben das Asberger-Syndrom, eine Autismus-Spektrum-Störung, die einen bis drei von 1000 Menschen betrifft. Asberger-Autisten sind beim Interagieren mit anderen Menschen eingeschränkt, haben kein Einfühlungsvermögen, Schwierigkeiten zu kommunizieren und zeigen oft ein zwanghaftes, ritualisiertes Verhalten. Sie müssen sich zum Beispiel immer in derselben Reihenfolge anziehen oder beim Frühstück immer aus derselben Tasse trinken. Ihre Intelligenz ist meist überdurchschnittlich, und viele haben ganz spezielle Interessen, die anderen Menschen »nerdig« erscheinen. Wer Asberger-Autisten kennenlernt, empfindet sie oft als eigenartig, weil sie aussprechen, was sie denken, und machen, was sie wollen, ohne dabei auf die Gefühle ihrer Mitmenschen Rücksicht zu nehmen. Sie sagen einem schonungslos die Wahrheit ins Gesicht, auch wenn die wehtut. Humor und Ironie dagegen verstehen sie nicht. Grund ist eine Funktionsstörung der sogenannten Spiegelneurone im Gehirn. Das sind Nervenzellen im vorderen Teil des Gehirns, die uns Empathie ermöglichen, weil sie uns nachvollziehen lassen, was das Gegenüber fühlt. Dank der Spiegelneuronen können Babys die Grimassen ihrer Eltern nachahmen, und das Lachen oder Gähnen anderer Menschen wirkt ansteckend auf uns. Sie können die Funktion dieser ganz besonderen Nervenzellen selbst ausprobieren, indem Sie ein kleines Experiment machen. Treffen Sie sich mit einer guten Freundin oder einem engen Freund zum Beispiel in einem Café, setzen Sie sich der Person gegenüber und machen Sie bestimmte Gesten: Schlagen Sie zum Beispiel ein Bein über das andere oder stützen Sie Ihr Kinn in eine Hand mit dem Ellbogen auf dem Tisch, während Sie reden. Wenn Sie der anderen Person sympathisch sind, wird diese manche Gesten unbewusst nachahmen und Ihre Haltung spiegeln. Jemand, der Sie nicht mag, würde das nicht tun – so können Sie neue Bekanntschaften auch gleich auf Sympathie abchecken. Bei Autismus ist die Funktion der Spiegelneuronen von Geburt an gestört. Zum Glück ist das heute bekannt. Früher glaubte man, die Störung entstehe durch eine falsche Erziehung. Heute wissen wir, dass Autismus biologisch bedingt ist und einen großen genetischen Anteil hat. So ganz sind die Ursachen aber noch nicht geklärt. Betroffene sind oft verschlossen und sondern sich schon im Kindesalter von anderen ab. Sie kommunizieren kaum mit ihrer Umgebung, meiden Blickkontakt zu anderen Menschen und leben in ihrer eigenen Welt. Häufig ist ihr Schlaf-Wach-Rhythmus gestört, weshalb sie schlecht schlafen. Darunter leiden auch die Eltern, die nachts durch ihre sehr aktiven Kinder aufwachen und dann tagsüber müde sind. Es gibt ein paar Verhaltenstechniken, die Menschen mit Autismus und Schlafstörungen lernen sollten. Sie sind zu kompliziert, um sie hier zu klären, aber helfen gut beim Einschlafen.[64] Melatoningaben können sinnvoll sein, da Autismus häufig mit einem zu niedrigen Melatoninspiegel einhergeht. Das Schlafhormon ist in Tablettenform zur Behandlung von Kindern mit Autismus zugelassen und sollte etwa eine halbe Stunde vor dem Zubettgehen eingenommen werden. Es ist bei Autismus also wichtig, die Eltern zu Schlafstörungen zu beraten, da die Kinder bereits als Säuglinge vergleichsweise schlecht schlafen. Sich um besseren Schlaf zu bemühen, lohnt sich, denn wer schlecht schläft, ist tagsüber müde, nervös und leicht reizbar. Die Besonderheiten bei Autismus kann das mitunter noch verstärken: Betroffene reagieren ohnehin stark auf äußere Reize, sind zum Beispiel geräuschempfindlich und nicht gern unter vielen Menschen. Unausgeschlafen ist ihr Gehirn noch leichter reizbar.

71. Wie schlafen Narzissten?

Jetzt erwarten Sie vermutlich eine komplizierte Erklärung, warum der Schlaf von Narzissten ganz besonders ist und wie er sich von dem anderer Menschen unterscheidet. Die Antwort ist aber einfach: Menschen mit narzisstischer Persönlichkeitsstörung schlafen ausgesprochen gut. Sie sind vielleicht die besten Schläfer überhaupt. Um das verständlich zu erklären, muss ich ein bisschen weiter ausholen. Kennen Sie Oscar Wildes Roman *Das Bildnis des Dorian Gray*? Der gleichnamige schöne Protagonist des Romans beauftragte einen Maler mit einem Porträt von sich, das an seiner statt altern sollte, damit Dorian Gray jung bleiben konnte. Altern war für den Schönling eine Horrorvorstellung, doch sein Plan ging auf: Während das Porträt immer älter und hässlicher aussah, blieb Gray unverschämt gut aussehend. Dabei war er ein grausamer und sadistischer Mensch, der die Personen in seinem Umfeld ausnutzte, verhöhnte und terrorisierte. Warum tat er das? Nun, Dorian Gray war ein Narzisst. Ein gewisser Narzissmus ist durchaus gesund. Weil er bedeutet, dass man sich selbst liebt und akzeptiert – eine wichtige Voraussetzung, um gut durchs Leben zu kommen. Bei zu viel Selbstliebe jedoch sprechen wir von einer narzisstischen Persönlichkeitsstörung. Betroffene überschätzen sich, halten sich für überlegen und für etwas ganz Besonderes. Die Leistungen anderer erkennen sie nicht an oder sie werden massiv abgewertet, sodass ihr ganzes Umfeld leidet. Dass es ihren Mitmenschen schlecht geht, bekommen Narzissten gar nicht mit. Sie können sich das gar nicht vorstellen, weil sich in ihrem Kopf alles um sie dreht. Allerdings führen die übermäßige Beschäftigung mit sich selbst und der Perfektionismus zu einer permanenten Anspannung. Der Körper ist im Dauerstress, und früher oder später kommt es dadurch zum Burn-out oder einer anderen Erkrankung.

Eine narzisstische Persönlichkeitsstörung als psychische Erkrankung ist eher selten – bis zu sechs Prozent der Bevölkerung[65] sind betroffen, die meisten Erkrankten sind Männer. Viel häufiger kommt es vor, dass Menschen narzisstische Persönlichkeitsanteile haben, die unterschiedlich stark ausgeprägt sind. Ein bisschen narzisstisch zu sein gehört heute quasi zum Mindset – befeuert durch die sozialen Medien, in denen alle schön, reich und erfolgreich sind. Vor allem junge Leute streben nach diesen Idealen und stellen sich und ihr Leben auf den sozialen Medien mit

Filtern und Posen besser dar als in der Realität. Das ist durchaus eine gewisse Form von Narzissmus, aber noch keine Krankheit. Bei einer Person mit einer narzisstischen Persönlichkeitsstörung jedoch verhält sich das gravierender, weil die Erkrankten Meister darin sind, ihr Umfeld zu manipulieren, um selbst besser dazustehen oder ihre Karriere voranzutreiben. Im Job beispielsweise neigen sie dazu, ihre Kollegen abzuwerten, und im Privatleben halten sie ihren Partner klein. Sie leben auf allen Ebenen nach der sogenannten Ellbogenmentalität, denken als Erstes an sich und ihre Ziele. Zu mir in der Sprechstunde kommen deshalb nicht Menschen mit einer narzisstischen Persönlichkeitsstörung, sondern ihre Opfer. Um auf die Frage zurückzukommen: Narzissten schlafen meistens sehr gut, weil sie keinerlei Schuldgefühle haben. Sie selbst sind in ihren Augen die Besten und haben immer recht. Sie helfen niemandem und sind nicht in der Lage zu fühlen, wie es anderen geht. Um ihre Ziele zu erreichen, sind Narzissten zu allem bereit – sie nehmen keine Rücksicht auf Verluste. Läuft in ihrem Leben etwas schief, sind in ihren Augen immer die anderen schuld, niemals sie selbst. Schlafstörungen haben nicht die Menschen mit der narzisstischen Persönlichkeitsstörung, sondern ihre Opfer: ihre Partnerinnen und Partner, ihre Kolleginnen und Kollegen, ihre Kinder oder der Freundeskreis, falls sie einen haben. Die Narzissten selbst schlafen richtig gut.

72. Führt Mobbing zu Schlafstörungen?

Bevor ich die Frage beantworte, möchte ich die Geschichte einer Patientin erzählen, die zeigt, welche Auswirkung Mobbing haben kann.

Meine Patientin arbeitete als kaufmännische Angestellte in einer großen Firma. Mit ihrem Chef kam sie gut zurecht, sie fühlte sich wertgeschätzt und war immer gern zur Arbeit gegangen. Mit 63 Jahren bekam sie einen jüngeren Vorgesetzten, der das Unternehmen digitalisieren wollte. Er ließ Arbeitsgruppen bilden, stellte das Rechnungswesen um und führte digitale Prozesse ein. Für meine Patientin war das eine große Umstellung, aber sie tat ihr Bestes, um die Erwartungen zu erfüllen und die Veränderungen mitzutragen. Trotzdem war der Chef nicht zufrieden mit ihrer Arbeit, kritisierte ihr zu langsames Tempo und überhäufte sie mit Aufgaben. Sie bat einen Kollegen um Hilfe, der ihre Bitte jedoch ignorierte. In Meetings wurde sie nicht mehr nach ihrer Meinung gefragt, obwohl sie viel Erfahrung hatte. Zunehmend fühlte sie sich ausgeschlossen – wenn sich der Kollegenkreis abends auf einen Feierabenddrink traf, war sie nicht mehr eingeladen. Als jüngere Kollegen diskriminierende Bemerkungen über ältere Menschen machten, denen sie in puncto Digitalisierung die Lernfähigkeit absprachen, fühlte sie sich angesprochen und verletzt. Sie begann sich überflüssig vorzukommen und ging jeden Morgen mit einem unguten Gefühl zur Arbeit. Irgendwann konnte sie nur noch schlecht einschlafen. Die Arbeitstage wurden für die Frau zur Qual, und langsam schlich sich eine chronische Erschöpfung ein. Sie war tags-

*über müde, fühlte sich nach der Arbeit extrem ausgelaugt
und konnte sich am Wochenende zu nichts mehr aufraffen.
Ihre innere Anspannung war so groß, dass sie fast in jeder
Nacht um drei oder vier Uhr aufwachte und plötzlich hellwach war. Sofort überkamen sie düstere Gedanken, die mit
der Arbeit zu tun hatten. Sie lag dann meist wach bis zum
Weckerklingeln und ging danach mit Angst ins Büro. Irgendwann war sie nicht mehr arbeitsfähig und kam mit schweren
Schlafstörungen zu mir.*

Diese Frau ist kein Einzelfall: Dass es aufgrund von Mobbing zu
Schlafproblemen kommt, passiert sehr häufig. Fast jeder dritte Erwachsene war nach einer Umfrage im Jahr 2021 schon mal Mob-
bingopfer.[66] Oft handelt es sich um Menschen, die eher introver-
tiert sind und Schwierigkeiten haben, sich gegen die Angriffe zur
Wehr zu setzen. Gerade die Ruhigen und Harmoniebedürftigen
unter uns geraten häufig ins Visier der Täter, weil sie leichte Opfer
sind. Gemobbt zu werden, ist psychisch sehr belastend. Und wann
verarbeitet die Seele Belastendes? Im Schlaf. Dass Schlafprobleme
die Folge von Mobbing sind, ist daher kein Wunder – Mobbingop-
fer werden oft zu Patienten mit psychischen Problemen. Da Mobbing oft auch subtil erfolgen kann, ist es häufig schwer nachzuwei-
sen. Wenn Unternehmen einen Mobbingbeauftragten haben, rate
ich, sich zuerst an diesen zu wenden. Auch der Betriebsrat kann
eine erste Anlaufstelle sein. Hilfreich und schützend wirkt auch,
sich seiner Gefühle bewusst zu werden, etwa Ärger oder Verbitte-
rung, und daraus Selbstbewusstsein zu ziehen. Wer nie gemobbt
wurde, ist in der Regel selbstbewusst und wehrt sich meist sofort
gegen erste Attacken, sodass das Gegenüber Respekt bekommt
und es gar nicht erst weiter versucht.

Meine Patientin hat es schließlich geschafft, aus der Opferrolle herauszukommen. Sie ging in die Offensive und machte im Büro nicht länger ein Geheimnis aus ihrem Leid. Sie vertraute sich zwei Kolleginnen an, mit denen sie sich gut verstanden hatte. Die zwei hatten sich beim Mobben nicht beteiligt, es stellte sich aber heraus, dass sie davon wussten. Sie hatten sich nicht einmischen wollen, daher hatten sie nichts gesagt. Sich nicht einmischen, schweigen, wegschauen – das ist meiner Meinung nach eine schlimme Einstellung, die zwischenmenschlichen Beziehungen sehr schadet und Einsamkeit und Entfremdung fördert. Nachdem meine Patientin mit den beiden Kolleginnen gesprochen hatte, waren diese bereit, ihr zu helfen. Die drei bildeten eine Gruppe, die den Mobbenden die Chancen nahm und das Problem auch mit dem Chef besprach. Meine Patientin begann, sich bei der Arbeit wieder wohler zu fühlen – und mit der Situation verbesserte sich auch ihr Schlaf wieder.

73. Kann Bruxismus Schlafstörungen verursachen?

Sie pressen die Kiefer fest aufeinander, spannen die Kaumuskulatur an oder knirschen mit den Zähnen – Menschen mit Bruxismus. Wachbruxismus, bei dem all das tagsüber geschieht, kommt häufiger vor als der sogenannte Schlafbruxismus, von dem oft nur die Partner etwas mitbekommen, weil auf der anderen Seite der Matratze nachts knarzend die Zähne gegeneinander schmirgeln. Bei beiden Formen von Bruxismus handelt es sich nicht um richtige Erkrankungen. Behandelt werden sollte Bruxismus trotzdem. Denn er schadet den Zähnen und stört auch den Schlaf. Bruxismus kann zudem ein Anzeichen für eine Erkrankung wie die Schlafapnoe sei. In den meisten Fällen ist er aber psychosomatisch bedingt. Stress, Angststörungen und Schlafstörungen wie die Insomnie gelten als Risikofaktoren. Fast immer ist das Anspannen der Kiefermuskulatur mit einer inneren Anspannung verbunden. Deshalb sollten sich Betroffene zuerst fragen, woher diese Anspannung stammen könnte: Gibt es Konflikte am Arbeitsplatz, in der Familie oder innere Konflikte? Ist man unzufrieden oder haben sich Frust und Aggressionen angestaut?

In jedem Fall sollten Maßnahmen ergriffen werden, um Abhilfe zu verschaffen. Das Knirschen nutzt nicht nur den Zahnschmelz ab und führt zu verspannten Kiefermuskeln, die Kopfschmerzen verursachen können. Die hohe Muskelaktivität am Schädel unterbricht auch die Schlafwellen im Gehirn, was vor allem den Tiefschlaf stört. Betroffene schlafen dadurch unruhig und wachen mitunter sogar vom eigenen Knirschen auf. In der Schlafmedizin sprechen wir dann von sogenannten Micro-Arousals, Mini-Wachzuständen. Meist fällt es den Knirschern nicht schwer, schnell wieder einzuschlafen. Gut für die nächtliche Erholung des Gehirns ist es aber nicht, wenn die Tiefschlafphasen immer wieder unterbrochen werden. Zum Glück gibt es Abhilfe. Eine einfache Lösung ist eine sogenannte Aufbiss- oder Knirschschiene vom Zahnarzt, welche die Kiefermuskeln entspannt und die Zähne vor weiterem Abrieb schützt. Außerdem hilft es natürlich, die innere Anspannung zu reduzieren, etwa mit Entspannungstechniken, Yoga oder einer Meditation am Abend. Hilft das alles nichts, sollten Betroffene psychologischen Rat suchen, um den Ursachen für ihren Stress auf den Grund zu gehen und geeignete Gegenmaßnahmen zu treffen.

74. Bekommt man durch schlechten Schlaf Alzheimer?

Diese Frage ist nicht eindeutig mit Ja oder Nein zu beantworten. Die neuesten Forschungen zeigen aber, dass Schlafstörungen bereits auftreten, lange bevor sich die ersten Symptome von Morbus Alzheimer bemerkbar machen. Die Alzheimer-Demenz, benannt nach ihrem Entdecker Alois Alzheimer, ist eine neurodegenerative Erkrankung, also durch den fortschreitenden Untergang von Nervenzellen gekennzeichnet. Charakteristisch sind Eiweiß-Ablagerungen im Gehirn, sogenannte Plaques, welche die Hirnleistung nach und nach verringern, weil sie die Funktion der Nervenzellen stören. Warum jemand Alzheimer entwickelt, ist nicht vollständig geklärt. Die Gene sollen eine Rolle spielen, aber auch Umwelteinflüsse wie die Feinstaubbelastung. Wie die Schlafqualität und Alzheimer miteinander zusammenhängen, ist unklar. Wir wissen jedoch, dass im Schlaf Abfallprodukte aus dem Gehirn gespült werden, die der Körper nicht mehr benötigt. Die Nervenzellen setzen sie ins Hirnwasser frei, so wie wir unseren Müll vor die Tür stellen. Mit dem Nervenwasser gelangen die Abbauprodukte dann aus dem Kopf und werden über die Niere ausgeschieden. Dieser Spülvorgang des Gehirns findet vor allem nachts statt, wenn der Körper Zeit zum Aufräumen hat. Ist der Schlaf für längere Zeit zu kurz oder nicht tief genug, so eine Theorie, könnte es sein, dass das Durchspülen nicht gründlich genug erfolgt. Stoffwechselprodukte verbleiben dann im Zellzwischenraum und lagern sich an den Nervenzellen ab.

Bei den meisten Alzheimer-Patientinnen und -Patienten gerät der Schlaf-Wach-Rhythmus im Laufe der Erkrankung völlig durcheinander. Sie werden zunehmend nachts aktiv und schlafen tagsüber viel. Der gewohnte Rhythmus kehrt sich quasi um. Fangen ältere Menschen an, extrem früh ins Bett zu gehen, und sind dafür mitten in der Nacht hellwach und ausgeschlafen, könnte das ein Vorzeichen von Demenz sein. Das muss aber nicht zwingend der Fall sein – Alzheimer entsteht wahrscheinlich aufgrund mehrerer Faktoren, und natürlich wird nicht jede Person mit Schlafstörungen früher oder später dement. An dieser Stelle möchte ich aber auch noch auf die Angehörigen von dementen Menschen eingehen, die häufig auch unter Schlafstörungen leiden. Zum Beispiel, weil sie sich Sorgen machen, dass ihr Partner nachts aufsteht und orientierungslos herumirrt. Oder weil sie Angst haben, dass ihr Vater oder die Mutter wieder vergessen hat, den Herd auszuschalten. Es ist wichtig, dass Angehörige in dieser schweren Zeit auf sich aufpassen und sich unterstützen lassen, wenn die Belastung allzu groß geworden ist.

75. Gibt es einen Zusammenhang zwischen Schlaf und Krebserkrankungen?

Diese Frage beschäftigt die Wissenschaft seit rund zehn Jahren. Leider ist noch immer keine klare Aussage möglich, doch es gibt zahlreiche Hinweise darauf, dass schlechter Schlaf langfristig tatsächlich das Krebsrisiko ansteigen lässt. Dass Schichtarbeitende schlechter schlafen als Menschen, die tagsüber arbeiten, ist nachvollziehbar und wissenschaftlich erwiesen. Sie haben meist einen gestörten Schlaf-Wach-Rhythmus, Melatoninmangel und Schlafstörungen – 20 bis 40 Prozent leiden unter Ein- und Durchschlafschwierigkeiten.[67] Ich habe selbst Studien veröffentlicht, in denen es um den Zusammenhang zwischen Schichtarbeit und Brustkrebs geht.[68] Brustkrebs gilt bei Schichtarbeiterinnen in Dänemark nicht ohne Grund als Berufskrankheit; Betroffene erhalten eine Entschädigung vom Staat.[69] Auch in China und Hongkong hat man Zehntausende Krankenschwestern untersucht und festgestellt, dass Frauen, die häufiger Nachtschichten machten, tatsächlich etwas öfter an Brustkrebs erkrankten als Frauen, die am Tag arbeiteten. Bei männlichen Schichtarbeitern besteht dagegen ein leicht erhöhtes Darmkrebsrisiko. Es kommt aber wie immer auf die Dosis an – eine Nachtschicht im Monat macht noch keinen Krebs. Bislang gibt es dazu noch keine zuverlässigen wissenschaftlichen Daten, die die Obergrenzen für Schichtdienste festlegen könnten. Man darf jedoch bei dieser Diskussion nicht vergessen, dass bei Menschen, die unregelmäßige Arbeitszeiten haben, oft mehrere ungesunde Lebensgewohnheiten zusammenkommen, die jede für sich ebenfalls das Krebsrisiko erhöhen.[70] Viele Schichtarbeitende rauchen, fühlen sich häufiger gestresst als andere und ernähren sich während ihrer Nachtschichten ungesund. Sie haben wegen der nächtlichen Arbeitszeiten oft weniger Möglichkeiten, Freizeitbeschäftigungen nachzugehen oder ihre Freunde zu treffen – all das ist ebenfalls nicht besonders gesund und kann das Krebsrisiko erhöhen. 2020 habe ich eine Übersichtsarbeit veröffentlicht, in der es um die Frage ging, ob Schichtarbeitende mehr Alkohol trinken als andere.[71] Mein Team und ich durchforsteten die wissenschaftliche Literatur zu dem Thema. Von den 14 Artikeln, die wir genauer anschauten, belegten sechs, dass Schichtarbeitende Alkohol eher als Schlafmittel missbrauchen als Menschen, die ihrer beruflichen Tätigkeit tagsüber nachgehen. Drei Forscherteams kamen zu widersprüchlichen Ergebnissen oder sahen keinen Zusammenhang. Sie waren aber eindeutig in der Unterzahl. Das bedeutet, dass Nacht- oder Wechselschichten durchaus dazu führen, dass

3. Teil: Schlaf und Krankheiten

Menschen vermehrt Alkohol trinken, um besser schlafen oder ihren Stress bewältigen zu können. Vor allem das Rauschtrinken, auch Binge-Drinking genannt, kommt bei ihnen häufiger vor als bei Tagarbeitern. Pflegekräfte über 50 scheinen den Studien zufolge besonders gefährdet zu sein. Da Alkohol das Krebsrisiko deutlich erhöht, ist es also schwierig, eine sichere Aussage darüber zu treffen, ob Schlafmangel die Krebsgefahr vergrößert. Es spielen einfach zu viele Lifestyle-Faktoren eine Rolle, wenn ein Tumor entsteht – die Genetik, die Ernährung, der Fleischkonsum, das Trinkverhalten, Rauchen sowie Übergewicht. So einfach ist es also nicht. Was man aber sicher weiß: Schlafmangel schwächt das Immunsystem, das entartete Zellen bekämpft. Im Sommer 2021 habe ich eine Arbeit veröffentlicht, die den Zusammenhang zwischen Schlafqualität und Covid-19 untersucht hat.[72] Nachweislich kam es bei Menschen, die vergleichsweise schlecht schliefen, häufiger zu einer Infektion als bei den guten Schläfern – und eher zu Komplikationen im Krankheitsverlauf. Auch nach einer Impfung ist es vorteilhaft, ausreichend zu schlafen, weil der Körper dann nachweislich mehr Antikörper gegen den Krankheitserreger aufbaut. Anders gesagt: Impfungen wirken bei guten Schläfern besser als bei Menschen mit Schlafstörungen. Und guter Schlaf hat vermutlich auch eine schützende Wirkung, was Krebs angeht. Wir wissen allerdings nicht im Detail, was genau das Krebsrisiko bei den Schichtarbeitenden erhöht: der gestörte Schlaf-Wach-Rhythmus, das Leben gegen den Biorhythmus oder eher das Schlafdefizit? Von jenen, die nachts arbeiten, kommen jedenfalls die Wenigsten auf ihre acht Stunden Schlaf. Meiner Meinung nach müsste jedes Unternehmen, das seine Angestellten im Schichtdienst arbeiten lässt, eine Schlafberatung anbieten, um Schlafstörungen bei diesen Leuten vorzubeugen. Dann könnten sie lernen, trotz ihrer Schichtarbeit gut zu schlafen. Aber das ist leider nicht die Realität.

Es gibt zwar überall Ernährungsberatung, Rückenschule, Stress-
management und so weiter, aber selten Angebote zum Thema
Schlaf. Ich sehe da wirklich Nachholbedarf.

78. Welche Schlafstörungen können durch eine Corona-Infektion verursacht werden?

Die Corona-Pandemie hat das Leben vieler Menschen durchein-
andergebracht – und unseren Schlaf verändert. Wer akut erkrankt
war, schlief viel, wie bei fast jeder Infektion. Manche wurden diese
Müdigkeit aber kaum wieder los und fühlten sich noch Monate
nach der Erkrankung völlig erschöpft. Ein Wort dafür war schnell
gefunden: Long Covid. Laut Robert Koch-Institut entwickeln es
6 bis 15 Prozent der Infizierten.[73] Ihre körperliche Leistungsfähigkeit sinkt mit der Erkrankung drastisch, und selbst nach der
auskurierten Infektion geraten sie bei der kleinsten Anstrengung
außer Atem und ins Schwitzen. Plötzlich sind sie licht- oder geräuschempfindlich, und nach einem moderaten Sporttraining
fühlen sie sich rasch erschöpft und brauchen lange, um sich zu
erholen. Long Covid entwickelt sich vermutlich, weil das Coro-
navirus unter anderem die Mitochondrien attackiert, die kleinen
Kraftwerke, die in jeder unserer Zellen stecken und dort Energie
in Form von ATP (Adenosintriphosphat) produzieren.[74] Wir wissen heute, dass die Mitochondrien bei Long Covid messbar weniger ATP erzeugen, was die chronische Erschöpfung erklären
könnte. Leider gibt es bis heute kein Mittel dagegen. Zunächst
gilt es, die Betroffenen internistisch zu untersuchen, um herauszufinden, ob mit Herz und Lunge alles in Ordnung ist. Das ist in

einer kardiologischen Praxis oder beim Lungenfacharzt möglich. Bei vielen Betroffenen zeigen sich hier jedoch keinerlei Auffälligkeiten; Lungenfunktion und Herztätigkeit wirken völlig normal. Dann bleibt nur eins: dem Körper beizubringen, wie er mit der wenigen vorhandenen Energie besser arbeiten kann. Dass geht im Rahmen einer niederschwelligen Sport- oder Bewegungstherapie. Auch Psychotherapie ist wichtig, weil die Betroffenen oft das Vertrauen in sich und ihre Fähigkeiten verloren haben. Vor allem, wenn sie vor der Infektion fit und leistungsfähig waren, ist das Risiko, dass Long Covid mit depressiven Episoden einhergeht, groß. Es ist schließlich nicht einfach zu akzeptieren, dass man sich von einer leistungsfähigen Person in jemanden verwandelt hat, für den mittlerweile das Treppensteigen eine Herausforderung ist. Wir können immer noch nicht genau sagen, wie lange Long Covid im Durchschnitt dauert. Manchen Betroffenen machen die Symptome über Monate zu schaffen. Ich habe aber auch Patienten, die seit zwei Jahren mit den Nachwirkungen ihrer Covid-Infektion zu kämpfen haben. So viel steht fest: Geduld ist gefragt. In der Tagesklinik behandeln wir Long Covid mit Schlaf-, Sport- und Psychotherapie, manchmal mit Antidepressiva. Darüber hinaus ist es auch wichtig, die Schlafqualität der Erkrankten genau anzuschauen, denn etwa die Hälfte der von Long Covid Betroffenen hat Ein- oder Durchschlafprobleme. Schlaf ist jedoch eine lebenswichtige Energiequelle des Körpers und unterstützt ihn dabei, sich zu regenerieren. Ich empfehle daher allen Menschen mit chronischer Erschöpfung – egal, ob durch Covid-19 oder eine andere Erkrankung hervorgerufen – eine ausführliche Schlafanalyse vornehmen zu lassen, vielleicht sogar eine Untersuchung im Schlaflabor. Auf Basis dieser Erkenntnisse kann man schon viel tun, um die Erholung zu verbessern. Bei Long Covid hilft zum Beispiel die Gabe von Melatonin, weil das Schlafhormon zudem das Immunsystem stärkt. Ich empfehle es meinen Patientinnen und Patienten täglich für sechs Monate, am besten im Winter. Danach sollte, am besten im Sommer, eine sechsmonatige Pause erfolgen. Es gibt rezeptfreie Melatonin-Präparate, die aber meist zu niedrig dosiert sind. Ein bis zwei Milligramm sollten in einer Dosis enthalten sein, sonst ist die Wirkung zu schwach. Ich rate Ihnen von einer Selbstmedikation ab und empfehle Ihnen, sich in jedem Fall vorher ärztlich beraten zu lassen. Das gilt vor allem, wenn sich zu den Erschöpfungssymptomen depressive Phasen gesellen. Die stören den Schlaf bekanntermaßen zusätzlich, weil sie zu einer vermehrten Ausschüttung des Stresshormons Cortisol führen, das wach hält und gleichzeitig die körpereigene Abwehr schwächt. Hat Long Covid bereits eine ausgeprägte Depression hervorgerufen, sollte diese im Mittelpunkt der Therapie stehen. Die Leitlinien empfehlen hier Psychotherapie, Medikamente, eventuell Lichttherapie und eine repetitive transkranielle Magnetstimulation (rTMS), wie im Kapitel 68 beschrieben. Aber zurück zur Corona-Pandemie. Die hat nicht nur den Schlaf der Erkrankten, sondern auch den der Gesunden verändert. Alle arbeiteten plötzlich im Homeoffice. Die Studierenden wurden um ihr Studentenleben gebracht, die Älteren isoliert. Das Gefühl von Einsamkeit war weitverbreitet, depressive Episoden und damit verbundene Schlafstörungen traten häufiger auf als vor der Pandemie. Der Schlafrhythmus von vielen kam im Lockdown durcheinander: Die meisten blieben länger liegen und gingen abends entsprechend später zu Bett. Das klingt harmlos, doch ein verschobener Schlafrhythmus gilt in der Schlafmedizin als Risikofaktor für emotionale Instabilität und Depressionen. Die Corona-Pandemie hat den Schlaf vieler Menschen also gravierend verändert. Ihren auch?

3. Teil: Schlaf und Krankheiten

79. Führt Schlaflosigkeit zu hohem Blutdruck, Übergewicht und Diabetes?

Übergewicht, Bluthochdruck, Zucker- und Fettstoffwechselstörungen – diese chronischen Erkrankungen gehen oft Hand in Hand und werden in der Medizin als metabolisches Syndrom zusammengefasst. Die Frage, ob der Schlaf es beeinflusst, lässt sich kurz beantworten: ja. Schlafmangel begünstigt das metabolische Syndrom oder verschlimmert es, wenn es bereits besteht. Es gibt beispielsweise Studien mit Menschen, die im Schichtdienst arbeiten, welche belegen, dass diese häufiger vom metabolischen Syndrom betroffen sind.[75] Man kann sich das gut vorstellen: Braucht jemand eigentlich acht Stunden Schlaf, kommt wegen der Schichtarbeit unter der Woche aber nur auf fünf Stunden, fehlen drei Stunden Erholung pro Tag. Für den Körper bedeutet das Stress. Adrenalin und Cortisol zirkulieren dann vermehrt im Blut, lassen die Blutgefäße enger werden und den Blutdruck steigen. Langfristig steigt dadurch das Risiko einer koronaren Herzerkrankung.

Ebenso wächst die Gefahr, an Diabetes zu erkranken, weil mit dem Schlaf-Wach-Rhythmus häufig auch der Ess-Rhythmus durcheinandergerät. Gerade bei Nachtarbeitenden, deren Schicht spät am Abend beginnt und morgens früh endet, ist dies zu beobachten. Die normalerweise über den Tag verteilten Mahlzeiten zu festen Zeiten wie Frühstück, Mittag- und Abendessen entfallen und werden durch Snacks ersetzt. Das Risiko, im Laufe der Jahre Diabetes Typ-2 zu entwickeln, ist bei diesem Lebensstil größer als bei Menschen, die tagsüber arbeiten. Es ist deshalb wichtig, dass alle, die öfter im Schichtdienst tätig sind, ganz besonders auf eine regelmäßige und gesunde Ernährung achten. Wer zwar tagsüber arbeitet, aber aufgrund einer Schlafstörung schlecht schläft, hat ebenfalls ein höheres Risiko für Stoffwechselerkrankungen. Vor allem wenn er oder sie zu jenen Schlaflosen gehört, die nachts den Kühlschrank plündern. Das führt schnell zu Übergewicht und begünstigt Herzerkrankungen, Bluthochdruck und Diabetes. Wenn Sie abnehmen möchten, empfehle ich Ihnen, am besten schon ab 18 Uhr nichts mehr zu essen und morgens nicht vor 8 Uhr zu frühstücken. Das erleichtert das Ein- und Durchschlafen und ermöglicht Ihrem Verdauungssystem und Ihrer Bauchspeicheldrüse eine lange Pause. Außerdem nehmen Sie bei diesem Rhythmus nur dann Kalorien zu sich, wenn Ihr Körper sie auch verbrennt: nämlich tagsüber.

80. Welche Medikamente können den Schlaf stören, und welche machen uns tagsüber müde?

Es gibt eine ganze Reihe von Medikamenten, die den Schlaf gravierend stören können. Manche Antidepressiva, die sogenannten Serotonin-Wiederaufnahme-Hemmer, wirken zum Beispiel anregend. Es empfiehlt sich deshalb, sie nur morgens zu nehmen und nicht vor dem Schlafengehen. Modafinil, ein aufputschender Wirkstoff, der gegen Narkolepsie zum Einsatz kommt, sollte ebenfalls nicht abends eingenommen werden. Manche Mittel gegen Bluthochdruck, die zu den sogenannten Diuretika gehören, stören den Schlaf, weil sie die Urinproduktion ankurbeln, sodass man nachts auf die Toilette muss. Paradoxerweise stören sogar manche Mittel den Schlaf, die eigentlich gegen Schlafstörungen verschrieben werden. Die sogenannten Z-Substanzen heißen so, weil sie alle mit dem letzten Buchstaben des Alphabets beginnen: Zolpidem, Zopiclon, Zaleplon. Eigentlich sind das wirksame Medikamente zur vorübergehenden Behandlung von akuten Schlafstörungen. Bei manchen Menschen verursachen sie aber schlimme Albträume mit Halluzinationen und starker Unruhe. Das ist natürlich kontraproduktiv. Einige Wirkstoffe, die zu den Antidepressiva zählen, verursachen keine Albträume, sondern unterdrücken den Traumschlaf. Diese Wirkung ist beabsichtigt, da Menschen mit Depressionen eher zu lange Traumschlafphasen haben, in denen der Körper in zu großen Mengen Stresshormone freisetzt. Diese versetzen dann alle Systeme in Unruhe und stören die nächtliche Erholung. Passende Antidepressiva wirken dann beruhigend, sofern man sie abends einnimmt, und verkürzen die Traumschlafphasen. Wer Antidepressiva verschrieben bekommen hat, sollte also darauf achten, sie zur richtigen Zeit einzunehmen – anregende Mittel morgens, beruhigende am Abend. Fragen Sie Ihren Arzt oder Ihre Ärztin, falls Sie unsicher sind, wann Ihr Medikament am besten wirkt. Ähnliches gilt für Arzneien gegen Demenz: Manche rauben einem den Schlaf, sodass man sie eher nicht abends nehmen sollte.

Es gibt auch Medikamente, die uns tagsüber müde machen können. Das können ebenfalls Blutdrucksenker sein – nämlich, wenn sie zu hoch dosiert sind. Dann sinkt der Blutdruck so weit, dass man sich dadurch müde, schlapp und unkonzentriert fühlt. Es ist wichtig, dass Bluthochdruck medikamentös immer gut eingestellt wird, sodass er weder zu hoch bleibt, noch zu niedrig wird. Der Druck sollte regelmäßig zu Hause oder bei Arztbesuchen kontrolliert und die Dosis gegebenenfalls angepasst werden. Das ist nicht nur wichtig für das Herz-Kreislauf-System, sondern auch für den Schlaf. Müde machen tagsüber natürlich auch alle Beruhigungsmittel, Medikamente gegen motorische Hyperaktivität (Agitiertheit) oder bestimmte Mittel gegen Psychosen, sofern man sie morgens einnimmt. Bei manchen Erkrankungen wie Schizophrenie muss manchmal ein Kompromiss in Kauf genommen werden, weil die Medikamente zwar müde machen, aber dennoch tagsüber nötig sind, damit die Grunderkrankung im Griff ist. Um in der Nacht durchschlafen zu können, sollten jene, die diese Mittel nehmen müssen, es möglichst vermeiden, sich tagsüber hinzulegen. Ein Powernap von 20 bis 30 Minuten ist in müden Phasen natürlich in Ordnung (siehe auch Frage 43 »Kann ich lernen, mich durch einen Powernap wieder fit zu machen?«).

Es gibt auch frei verkäufliche Mittel, die müde machen. Etwa manche Antihistaminika gegen Heuschnupfen oder die sogenannten Anticholinergika gegen Asthma oder das Reizdarmsyndrom. Wichtig ist, sich nach Einnahme dieser sedierenden Medikamente nicht hinters Steuer zu setzen. Überlassen Sie das Autofahren anderen. Sogar vom Fahrradfahren ist abzuraten, da es unter dem Einfluss solcher Medikamente schneller zu Unfällen kommen kann, weil das Reaktionsvermögen eingeschränkt ist. Die müde machenden Antiallergika verstärken im Körper übrigens die Tätigkeit des parasympathischen Nervensystems, wodurch Blutdruck und Herzfrequenz sinken. Yoga aktiviert den Parasympathikus ebenfalls – deshalb sind die ganzen Yogi immer so gechillt.

81. Ist Schnarchen eine Krankheit – und was ist das Schlafapnoe-Syndrom?

In Deutschlands Betten werden nachts ganze Wälder abgeholzt: 57 Prozent der Männer und 40 Prozent der Frauen schnarchen.[76] Meistens ist das Schnarchen nicht krankhaft, sondern nur nervig – vor allem für die Partnerinnen und Partner, die wegen des Sägens neben sich nicht einschlafen können oder nachts immer wieder davon aufwachen. Tausende Schnarchende schweben nachts jedoch förmlich in Lebensgefahr:[77] jene drei bis sieben Prozent der Männer und zwei bis fünf Prozent der Frauen in der Bevölkerung, die eine sogenannte Schlafapnoe haben, eine Atmungsstörung, die mit Atemaussetzern einhergeht.[78] Das griechische Wort »Apnoe« bedeutet nichts anderes als »Nicht-Atmung« – und dabei handelt es sich definitiv um eine Krankheit. Betroffene schnarchen hörbar unregelmäßig und hören für Sekunden bis Minuten immer wieder ganz auf zu atmen. Das müssen Sie sich vorstellen, als wenn Sie sieben oder acht Stunden lang schnorcheln und zum Tauchen immer wieder die Luft anhalten. Klingt anstrengend? Ist es auch. Der nächtliche Sauerstoffmangel, der mit den Aussetzern einhergeht, ist für den Körper alles andere als erholsam und kann langfristig Schaden anrichten. In der Schlafmedizin unterscheiden wir zwei Arten der Schlafapnoe, die »obstruktive« und die »zentrale«. Bei der viel häufigeren obstruktiven Schlafapnoe sind verengte Atemwege die Ursache – etwa, weil nachts der erschlaffte Zungenmuskel nach hinten in den Rachen rutscht und die Luftröhre verschließt. Die zentrale Schlafapnoe geht, wie der Name schon sagt, vom zentralen Nervensystem, also dem Gehirn aus: Das Atemzentrum vergisst schlicht, dem Körper das Signal zum Atmen zu geben. Egal, welche Schlafapnoe besteht: Bekommt der Körper nachts zu wenig Sauerstoff, sind die Betroffenen morgens unausgeschlafen. Sie fühlen sich matt und erschöpft, haben oft einen trockenen Rachen und Kopfschmerzen und können sich nicht gut konzentrieren. Aufgrund ihrer ausgeprägten Tagesmüdigkeit fallen ihnen bei monotonen Beschäftigungen schnell die Augen zu – ob beim Lesen, in der Oper oder beim Fahren auf der Autobahn.

Ein israelisches Forscherteam fand heraus, dass die Müdigkeit direkt mit der Schnarch-Lautstärke zusammenhängt: Je lauter Schnarchende nachts sägen, desto erschöpfter fühlen sie sich tagsüber.[79] Doch mit Schlafapnoe ist nicht zu spaßen. Patienten haben beispielsweise ein erhöhtes Risiko, einen Herzinfarkt oder einen Schlaganfall zu erleiden. Ebenso rutschen sie eher in eine Depression; rund ein Viertel ist davon betroffen. Grund ist der Stress, der im Körper durch den Sauerstoffmangel entsteht: Im Atemzentrum des Gehirns befinden sich Rezeptoren, die permanent den Sauerstoffgehalt im Blut messen. Stellen sie eine Unterversorgung fest, schlagen sie sofort Alarm, denn Sauerstoffmangel bedeutet Lebensgefahr. In der Folge produziert der Körper Stresshormone, die alle Systeme in Alarmbereitschaft versetzen. Sie ahnen es schon: Entspannung geht anders! Schnarchend zu atmen bedeutet auch für die Atemmuskulatur eine enorme Anstrengung: Immer wieder aufs Neue muss sie gegen den Widerstand der verengten Atemwege anarbeiten, damit wieder Luft in die Lungen strömen kann. Bei mehr als fünf Atemaussetzern pro Stunde sprechen wir in der Schlafmedizin von einer Schlafapnoe, die behandelt werden sollte. Zur Therapie können die Erkrankten selbst viel beitragen, denn die Risikofaktoren hängen mit dem Lebensstil zusammen. Übergewicht, Rauchen und Alkohol erschweren das Atmen im Schlaf. Besonders häufig leiden jene Menschen unter Schlafapnoe, die bereits Vorerkrankungen von Herz oder Lunge haben: Bluthochdruck, eine Herzschwäche oder die chronisch obstruktive Lungenerkrankung COPD. Männer sind von Schlafapnoe etwas häufiger betroffen als Frauen, doch die holen nach den Wechseljahren auf. Für beide Geschlechter steigt das Risiko mit dem Älterwerden. Wer aber bereits in jungen Jahren übergewichtig ist, kann die Schlafapnoe schon früh entwickeln. Die Schlafapnoe gilt als Schlafstörung und ist eine eigenständige Erkrankung. Schnarchen ohne Atemaussetzer ist dagegen nicht krankhaft. Grund dafür können die Nasenpolypen sein, eine verdickte Nasenscheidewand, vergrößerte Mandeln, ein langes Zäpfchen oder eine vergleichsweise dicke Zunge. Wenn unklar ist, ob Schnarchende Atemaussetzer haben, lässt sich das bei einer Untersuchung im Schlaflabor klären. Besteht tatsächlich eine obstruktive Schlafapnoe, ist die Lebenserwartung verringert, nicht unbedingt wegen des Schnarchens, sondern aufgrund der Begleiterkrankung: Niemand hat eine obstruktive Schlafapnoe und ist ansonsten ganz gesund. Meistens haben Betroffene Übergewicht, Arteriosklerose, Diabetes, Bluthochdruck oder alles zusammen. Ärztlich untersuchen lassen sollten sich Schnarchende, wenn sie tagsüber das Gefühl haben, nicht richtig fit, sondern müde oder schläfrig zu sein. Auch bei Depressionen, gegen die weder Medikamente noch Psychotherapie helfen, empfehle ich dringend, sich auf Schlafapnoe hin untersuchen zu lassen: Jeder vierte Betroffene hat unentdeckte nächtliche Atemaussetzer, die die Ursache für die Depressionen sein können, weil die Nervenzellen im Gehirn nachts nicht genug Sauerstoff bekommen. Mit der Schlafapnoe-Therapie verschwindet dann oft die depressive Verstimmung.

Die Behandlung einer Schlafapnoe besteht klassischerweise aus der sogenannten CPAP-Therapie, bei der die Betroffenen nachts eine Maske tragen, die über einen Schlauch mit dem CPAP-Gerät verbunden ist. Die Abkürzung steht für »Continous Positive Airway Pressure«, also einen kontinuierlichen positiven Atemwegsdruck. Das Gerät leitet einen Luftstrom in die Maske, der mit leichtem Druck die Atemwege offen hält, sodass Betroffene ohne Atemaussetzer schlafen können. Die Vorstellung, mit einer Maske im Gesicht zu schlafen, mag unangenehm sein, doch erfahrungsgemäß kommen die meisten damit gut zurecht und fühlen sich tagsüber viel frischer und erholter.

Eine zweite Möglichkeit, leichte Formen der Schlafapnoe zu behandeln, ist eine Unterkieferprotusionsschiene. Sie ist zweiteilig, kann per Gebissabdruck individuell angepasst werden und zieht den Unterkiefer leicht nach vorn, sodass der Rachen geöffnet bleibt. Wenn weder diese Schiene noch das CPAP-Gerät helfen, gibt es für therapieresistente Fälle Zungenschrittmacher. Sie werden bei einer kleinen Operation eingesetzt und stimulieren beim Einatmen den Zungenmuskel, sodass dieser im Schlaf nicht in den Rachen fallen kann. Es muss aber nicht immer eine OP sein. Bei leichter Schlafapnoe oder ungefährlichem Schnarchen, das nur den Partner stört, reicht es oft schon, die Rückenlage zu vermeiden. Nähen Sie Ihrem schnarchenden Partner einen Tennisball in den Rückenteil des T-Shirts – wetten, er oder sie schläft dann lieber auf der Seite und verschont Sie mit dem Gesäge? Vorbeugend wirkt auch, drei Stunden vor dem Schlafengehen keine schwere Mahlzeit mehr zu essen, am Abend auf Alkohol zu verzichten, nicht zu rauchen und mit leicht erhöhtem Oberkörper auf zwei Kissen zu schlafen. Es ist übrigens ein Irrglaube, dass man im Schlaflabor übernachten muss, um der Schlafapnoe auf die Schliche zu kommen. Viele Körperfunktionen lassen sich im Schlaf auch zu Hause messen – im Rahmen einer sogenannten ambulanten Polygrafie und mit einem kleinen, tragbaren Gerät, das sich Patienten in der Arztpraxis ausleihen können. Nachts messen sie damit unter anderem ihre Atmung, die Schnarchgeräusche und die Sauerstoffsättigung selbst und bringen das Gerät am nächsten Tag zur Auswertung in die Praxis zurück. Bei mehr als fünf Atemaussetzern pro Stunde sollten weitere Untersuchungen stattfinden – zum Beispiel im Schlaflabor.

82. Was passiert in einem Schlaflabor?

Um schon mal mit einem weitverbreiteten Irrglauben aufzuräumen: Nicht jeder mit Schlafstörungen muss zur Untersuchung in einem Schlaflabor übernachten. Das ist nur erforderlich, wenn die Abklärung der Schlafstörung in der Haus- oder Facharztpraxis nicht ausreichte oder die ambulante Schlafmessung, wie sie im vorangegangenen Kapitel beschrieben wird, mehr als fünf Atemaussetzer pro Nacht gezählt hat. Wer zur stationären Untersuchung ins Schlaflabor kommt, erscheint in der Regel am frühen Abend dort, wird dann verkabelt und verbringt die Nacht im Laborbett. Weil die meisten Menschen in einem fremden Bett erst mal nicht besonders gut schlafen (»First-Night-Effekt«, siehe auch Kapitel 56), empfehle ich immer, zwei bis drei Nächte im Labor zu übernachten, damit die Messung realistisch ist. Ein großer Vorteil der stationären Schlafmessung gegenüber der ambulanten zu Hause ist, dass im Schlaflabor eine Videokamera installiert ist, die die Patientinnen und Patienten die ganze Nacht filmt. Das klingt ungemütlich, ist aber wichtig, weil sonst entscheidende Ereignisse übersehen werden könnten – etwa, dass jemand im Schlaf aus dem Bett fällt oder schlafwandelt. Im Schlaflabor messen wir außerdem die Gehirnströme, um die verschiedenen Schlafphasen zu unterscheiden, und die Augenbewegungen, um Traumschlaf festzustellen. Wir zeichnen Zähneknirschen auf, messen den Atemfluss aus der Nase, die Körperlage und mit einem Mini-Mikrofon die Schnarchgeräusche. Per EKG zeichnen wir Herz-funktion und -frequenz auf, andere Elektroden unterscheiden zwischen Lungen- und Bauchatmung und wieder andere messen die Beinbewegungen. Wer im Schlaflabor übernachtet, muss also damit rechnen, zahlreiche Elektroden auf die Haut geklebt zu be-kommen. Die Kabel fassen wir zu einem Bündel zusammen, das in einer kleinen Box endet, die so eng am Körper liegt, dass sie beim Schlafen nicht stört. Trotzdem ist die Messung in der ersten Nacht im Schlaflabor oft nicht realistisch, weil sich der oder die Schlafende erst an die fremde Umgebung gewöhnen muss. Die Messung, die zählt, erfolgt daher in der zweiten Nacht. Stellen wir dabei eine Schlafapnoe fest, hängen wir oft direkt eine dritte Nacht dran, die dann schon der Therapie dient: Die Patienten bekommen dann ein CPAP-Gerät (siehe Kapitel 81) und können lernen, wie das funktioniert. Lässt sich eine Schlafstörung ambu-lant nicht abklären, bezahlen die Krankenkassen die Nächte im Schlaflabor. Vorbereiten müssen die Patientinnen und Patienten eigentlich nichts – sie sollten alles mitbringen, was sie auch ein-packen würden, wenn sie eine Nacht im Hotel verbringen wür-den. Die Daten der Labornacht auszuwerten, ist für uns nicht so schwierig: Das geübte Auge sieht relativ schnell, ob jemand eine Insomnie hat, wie tief oder wie oberflächlich der Schlaf war, ob es ausreichend Traumschlaf gab oder ob eine Schlafapnoe vorliegt. Hinweise darauf sehe ich oft schon vorher, wenn ich mir die Aus-wertungen der Smartwatches meiner Patientinnen und Patienten anschaue. Bevor ich jemanden ins Schlaflabor schicke, empfehle ich ihm oder ihr ohnehin, eine Woche lang ein sogenanntes Ak-tometer zu nutzen, das wie eine Uhr Tag und Nacht am Handge-lenk getragen wird und den Schlaf-Wach-Rhythmus aufzeichnet. Ich sehe an den Aktometer-Daten auch, wie viel Licht eine Person abbekommen hat und wie aktiv sie tagsüber war – optimale Voraussetzungen, um auf Basis der Messungen Möglichkeiten zu finden, den Schlaf zu optimieren.

83. Ist Sexsomnie eine Schlafstörung?

Vor einigen Jahren stellten drei US-amerikanische Kollegen von mir im Fachmagazin »Journal of Clinical Sleep Medicine« einen merkwürdigen Fall vor.[80] Es ging um einen Mann Ende 30, dessen Frau nächtliche Atemaussetzer bei ihm bemerkt hatte. Um diese untersuchen zu lassen, stellte sich das Paar bei den Schlafmedizinern vor. Der Mann schnarche erst seit einigen Monaten sehr laut, berichtete die Frau. Im Gespräch stellte sich heraus, dass seine Atemaussetzer im Schlaf nicht die einzigen nächtlichen Zwischenfälle waren. Das Paar hatte nachts regelmäßig Sex, an den sich der Mann am nächsten Morgen jedoch nicht erinnern konnte. Der Sex ging immer von ihm aus, früher ein- bis zweimal pro Woche, seit Beginn des lauten Schnarchens in jeder Nacht. Meine Kollegen untersuchten den Mann im Schlaflabor und diagnostizierten eine Sexsomnie. Diese seltene Form der Schlafstörung gehört wie das Schlafwandeln oder Sprechen im Schlaf zu den Parasomnien, bei denen Betroffene im Schlaf ungewöhnliche Verhaltensweisen zeigen. Sexsomnie-Erkrankte führen im Tiefschlaf sexuelle Handlungen durch – mit oder ohne Partner – und können sich beim Aufwachen an nichts erinnern. Was vor dem Hintergrund der aktuellen Diskussion über einvernehmlichen Sex und eine Reform des Sexualstrafrechts nach einer perfiden Entschuldigung klingt, gibt es wirklich, aber nur selten. Zwei Drittel der Betroffenen sind

Männer, ein Drittel Frauen. Untersucht man sie im Schlaflabor, stellt man fest, dass es tatsächlich nur zum Sex kommt, wenn sich das Gehirn im Tiefschlaf befindet, ähnlich wie beim Schlafwandeln. Was im Tiefschlaf passiert, ist morgens tatsächlich nicht mehr im Gedächtnis. Erst in den Neunzigerjahren beschrieb ein kanadischer Schlafmediziner die ersten Fälle von Sexsomnie, seit Anfang des Jahres 2000 beschäftigt sich die Schlafforschung intensiver damit. Heute wissen wir, dass Sexsomnie häufiger aufzutreten scheint, wenn bereits ein Restless-Legs-Syndrom besteht oder Narkolepsie. Es soll jedoch schon Fälle gegeben haben, in denen Angeklagte eine Vergewaltigung mit ihrer vermeintlichen Sexsomnie zu erklären versucht hatten – aber nicht damit durchkamen, weil das Gericht die Begründung für eine Ausrede hielt. Das Landgericht Lübeck etwa hat Anfang 2024 einen Mann für schuldig befunden und zu einer Freiheitsstrafe auf Bewährung verurteilt. Er hatte nachts seinen Sohn missbraucht und vor Gericht behauptet, sich an nichts erinnern zu können.[81]

84. Ist Schlafwandeln eine psychische Erkrankung?

Haben Sie schon einmal Shakespeares Tragödie »Macbeth« gesehen? Dann erinnern Sie sich vielleicht an die schlafwandelnde Lady Macbeth und ihren Arzt, der das nächtliche Umherwandeln seiner Patientin als »große Zerrüttung der Natur« beschrieb. Was Shakespeare mit poetischen Worten umschrieb, gehört wie die Sexsomnie (siehe Kapitel 83) zu den sogenannten Parasomnien. Also zu jenen Schlafstörungen, bei denen unerwünschte beziehungsweise ungewöhnliche Verhaltensweisen im Schlaf auftreten. Laufen Kinder mit offenen Augen nachts umher, ohne ansprechbar zu sein, ist das für Eltern zwar erschreckend und ein bisschen gruselig. Sie sollten dem merkwürdigen Verhalten des Nachwuchses aber erst einmal keine große Bedeutung zumessen. Denn in jungen Jahren ist Schlafwandeln relativ normal: 10 bis 30 Prozent der Kinder wandeln nachts manchmal umher. Meist erledigt sich das Problem in der Pubertät von selbst. Von den Erwachsenen zählen schätzungsweise nur noch ein bis zwei Prozent zu den Schlafwandlern. Sie sollten sich untersuchen lassen, da das Umherwandeln im Schlaf ja durchaus gefährlich werden kann und mit einer gewissen Verletzungsgefahr verbunden ist. Betroffene können stolpern, eine Treppe hinunterfallen, vielleicht sogar das Haus verlassen. Im Schlaflabor sehen wir Schlafwandeln übrigens selten, weil die Betroffenen eher in ihrer gewohnten Umgebung dazu neigen. Es findet jedoch immer in Tiefschlafphasen statt, in denen die Schlafwandler für äußere Reize nicht empfänglich sind. Sie hören und sehen also nicht, ob ein Auto kommt, wenn sie auf die Straße gehen. Weil auch eine Erkrankung wie Epilepsie zugrunde liegen kann, ist eine ärztliche Untersuchung sinnvoll. Der Arzt oder die Ärztin wird die Betroffenen fragen, ob bereits andere Familienmitglieder schlafwandeln – es scheint nämlich eine erbliche Veranlagung dazu zu geben. Liegt keine organische oder genetische Ursache vor, empfehle ich eine ausführliche psychiatrisch-psychologische Anamnese.

In meine Sprechstunde kam einmal ein junger Mann, der innerlich zerrissen war, weil er sich für einen Beruf entscheiden musste. Er hatte die Möglichkeit, Profisportler zu werden, was seiner Leidenschaft entsprach, überlegte aber auch, stattdessen lieber eine Ausbildung zu machen, weil ihm das vernünf-

tiger erschien. Er konnte sich zwischen beiden Alternativen
nicht entscheiden. Dieser Konflikt quälte ihn so sehr, dass er
nachts zu schlafwandeln begann. Mit psychologischer Unter-
stützung fand er schließlich heraus, was er wirklich wollte –
und als die Entscheidung einmal feststand, hörte auch das
Schlafwandeln auf.

Neben psychischem Stress gelten Schlafmangel, Alkoholkonsum, Lärm und Fieber als Trigger für Schlafwandeln. Wie schon gesagt, findet das nächtliche Umherlaufen nur in Tiefschlafphasen statt. Schlafwandler sind motorisch zu allem fähig, können sich aber nach dem Aufwachen nicht mehr daran erinnern, dass sie überhaupt aus dem Bett aufgestanden sind. Das Großhirn ist beim Schlafwandeln sozusagen ausgeschaltet, Schlafwandler funktionieren wie auf Autopilot. Wichtig ist, eine schlafwandelnde Person nicht festzuhalten oder aufzuwecken. Dann kann es zu aggressiven Reaktionen kommen, weil Betroffene nur fühlen, dass sie jemand festhält, aber nicht wahrnehmen, wer das ist und warum. Es ist daher besser, die Person leise und mit sanfter Stimme anzusprechen und dabei auf keinen Fall Angst auszulösen. Manchmal gelingt es, einen Schlafwandler vorsichtig zurück ins Bett zu leiten. Besser und einfacher ist es jedoch, Haustür und Fenster zu schließen und Stolperfallen aus dem Weg zu räumen, um Verletzungen zu vermeiden. Meistens endet das Schlafwandeln bereits nach ein paar Minuten. Es tritt auch nicht jede Nacht auf, sondern nur ein paarmal im Monat.

Was in der Fachsprache »Somnambulismus« heißt, war früher übrigens als »Mondsucht« bekannt. Der Begriff setzte sich durch, weil Schlafwandler tendenziell eher Richtung Mondlicht liefen. Ich empfehle Patientinnen und Patienten und Angehörigen deshalb, im Flur vor der Schlafzimmertür eine Lampe zu platzieren. Mit großer Wahrscheinlichkeit wird die schlafwandelnde Person

3. Teil: Schlaf und Krankheiten

in Richtung dieser Lichtquelle gehen und sich dann nicht allzu
weit vom Bett entfernen.

85. Welchen Einfluss hat Perfektionismus auf den Schlaf?

Ich möchte Ihnen an dieser Stelle den Fall einer Patientin schildern, um den Einfluss bestimmter Verhaltensweisen auf den Schlaf zu veranschaulichen. Zwar hat diese Patientin eine Zwangserkrankung, während Perfektionismus durch hohe Maßstäbe charakterisiert ist und keine Krankheit ist. Die Grenzen sind aber fließend.

Als die Frau zu mir in die Sprechstunde kam, wollte sie sich wegen ihrer Schlafstörungen und Zwangssymptome behandeln lassen. Bevor sie morgens das Haus verließ, um zur Arbeit zu gehen, musste sie genau zwölf Mal prüfen, ob der Herd ausgeschaltet war. Nicht zehn oder elf Mal, nein: exakt zwölf Mal. Auch andere Elektrogeräte, sämtliche Wasserhähne und die Türen kontrollierte sie. Doch kaum hatte sie das Haus verlassen, drängten sich ihr wieder die Zwangsgedanken auf, ob sie auch alles gründlich überprüft hatte. Also ging sie wieder zurück und fing von vorn an. Auch abends kam sie wegen ihrer Zwangsgedanken kaum zur Ruhe, denn ihr Perfektionismus machte vor der Schlafzimmertür nicht halt. Um besser zu schlafen, hatte sie den Raum genau nach ihren Vorstellungen eines perfekten Schlafzimmers eingerichtet. Mit schicken Gardinen, einer großen Buddha-Skulptur und drei symmetrisch aufgestellten Kerzen. Auf dem Nachttisch standen fünf Bücher in bestimmten Farben. Trotzdem konnte sie in ihrem makellos eingerichteten Schlafzimmer keine Entspannung finden, denn sie konnte nur zu Bett gehen, wenn alles millimetergenau an seinem Platz stand. Kaum hatte sie sich hingelegt, stand sie wieder auf, schaltete das Licht an und prüfte, ob die drei Fotos auf ihrem Fensterbrett in der richtigen Reihenfolge nebeneinander standen und ob ihre Kleidung korrekt geordnet bereit lag. Sie war immer schon ein sehr ordentlicher Mensch gewesen und hatte ihre Ausbildung, perfektionistisch wie sie war, mit Bestnoten abgeschlossen. Doch zuletzt hatten die Zwangsgedanken zugenommen. So sehr, dass die Frau jeden Tag Stunden damit verbrachte, alles in der Wohnung zu kontrollieren und zurechtzurücken. An entspanntes Schlafen war längst nicht mehr zu denken. Lag sie wach im Bett, kontrollierte sie ständig die Uhrzeit und rechnete aus, wie lange sie noch schlafen konnte. Dann machte sie sich Sorgen, dass sie am nächsten Tag müde sein würde bei der Arbeit – und konnte dadurch noch schlechter einschlafen. Ich gab ihr die Aufgabe, ihren Schlaf nur nach Gefühl zu protokollieren, doch das konnte sie nicht. Sie musste immer auf die Minute genau aufschreiben, wann sie zu Bett ging, wann sie wach lag und wann sie wieder aufstand. Das ganze Protokoll bestand aus peniblen Zeitangaben mit exakter Minutenzahl. Die Frau war in jeder Hinsicht gewissenhaft und maximal zuverlässig. Und sie gehörte zu den Leuten, die sich ständig entschuldigen. Ihre Bedenken, dass jemand etwas Schlechtes über sie denken oder sagen könnte, waren riesig. Jetzt macht sie bei uns eine Psychotherapie.

Kennen Sie auch jemanden, der sich so verhält? Zwangsgedanken sind eigentlich immer Ausdruck einer starken Angst vor Kontrollverlust. Betroffene sind meist sehr perfektionistisch, haben hohe Ansprüche an sich selbst und können diese oft nicht erfüllen, weil sie schlicht unrealistisch sind. Ich empfehle, übertriebenen Perfektionismus mit einer Verhaltenstherapie zu behandeln, damit er nicht wie bei meiner Patientin zu einer Zwangserkrankung und sogar zu Schlafstörungen führt. Der Sinn hinter der Therapie ist zu lernen, sich Fehler zuzugestehen und sogar mit Absicht welche zu machen. Es klingt etwas hart, aber Zwangsgedanken entstehen oft, wenn eine große Diskrepanz besteht zwischen dem, was man möchte, und dem, was man kann. Wer ständig seine eigenen Ansprüche nicht erfüllt, entwickelt früher oder später eine chronische Unzufriedenheit mit sich selbst. Nach dem Motto: Ich bin unfähig, ich bin nicht gut genug. Betroffene haben das Gefühl, Loser zu sein. Hinzu kommt meist die Annahme, Liebe nur durch Leistung verdient zu haben. Oder, im Umkehrschluss: Wenn ich keine Leistung bringe, liebt mich niemand. Daraus entstehen dann Verlustängste und Zwangssymptomatiken wie bei meiner Patientin. Verliert sie ihre geliebte Ordnung, verliert sie sich sozusagen selbst. Jetzt werden viele von Ihnen denken: Aber ich bin doch nicht krank, ich habe gar keine Zwangsgedanken! Sie haben recht, das war ein extremes Beispiel. Doch die Tendenz zum Perfektionismus ist bei vielen Menschen vorhanden. Und das ist auch ohne Zwangsgedanken für guten Schlaf nicht förderlich. Wussten Sie, dass Perfektionismus das häufigste Persönlichkeitsmerkmal bei Insomnie ist? Er führt dazu, dass sich Menschen zu viele Gedanken machen, schnell Angst vor Kontrollverlust entwickeln und sich für alles und jeden verantwortlich fühlen. Sie können nicht loslassen – und das ist fürs Einschlafen nie gut. Menschen hingegen, die eher unordentlich und chaotisch sind, können besser loslassen. Jemandem, bei dem immer alles picobello aussehen muss, fällt das schwer. Wer gut ein- und durchschlafen will, braucht jedoch eine gewisse Gelassenheit. Ich empfehle den Perfektionisten unter Ihnen, öfter Fehler zu machen. Lassen Sie Kleidung auch mal rumliegen und korrigieren Sie nicht jede kleinste Ungenauigkeit sofort. Das ist jetzt keine Aufforderung, sich von nun an völlig gehen zu lassen. Doch lassen Sie ruhig mal fünfe gerade sein und gehen Sie nicht immer ganz korrekt vor. Das fällt anfangs schwer, ist aber Übungssache und könnte Ihren Schlaf verbessern.

86. Wann kommt Schlafentzug als Therapieform zum Einsatz?

Jetzt haben Sie immer wieder gelesen, warum Schlaf so wichtig ist, dass wir ohne ihn nicht leben können und dass Schlafmangel krank macht. Es gibt aber eine Ausnahme: wenn Schlafentzug zur Behandlung von Depressionen zum Einsatz kommt. Der sogenannte therapeutische Schlafentzug wird auch »Wachtherapie« genannt und hat sich in den 1990er-Jahren etabliert. Er verbessert die depressiven Symptome bei zwei Dritteln der Patienten[82] deutlich, weshalb er bis heute in den Behandlungsleitlinien[83] steht. Um zu erklären, warum die Wachtherapie antidepressiv wirkt, muss ich etwas weiter ausholen und zurückkommen zu den verschiedenen Schlafphasen, die ich bereits erläutert hatte (siehe Kapitel 3). Wir wissen in der Schlafmedizin schon länger, dass Menschen mit Depressionen überdurchschnittlich viel Traumschlaf haben. Genauso übrigens wie Menschen aus Skandinavien, die aufgrund des Lichtmangels eher zu Depressionen neigen als Südeuropäer.[84] Verhindert oder verkürzt man jedenfalls den Traumschlaf, so die Idee, müssten sich entsprechend auch die depressiven Symptome verringern. Es funktioniert tatsächlich! Statt nur den Traumschlaf zu stoppen, wird im Rahmen der Wachtherapie allerdings für eine ganze Nacht auf Schlaf verzichtet. Wer eine Nacht lang wach ist, kommt auf etwa 36 Stunden Schlafentzug. Jeder, der schon mal eine Partynacht durchgemacht hat, weiß ungefähr, wie sich das anfühlt, wenn man vom Kater einmal absieht: Morgens ist man zwar ziemlich müde, aber irgendwie auch euphorisch. Die Stimmung ist trotz Augenringen gut, man ist gesprächiger als sonst. Die leichte Euphorie ist durch den Schlafentzug entstanden – und das macht man sich bei der Wachtherapie zunutze. Üblich ist, dabei eine Nacht pro Woche nicht zu schlafen. Diese durchwachte Nacht wirkt wie ein Neustart auf den Schlafrhythmus. Meist machen die Patienten gern mit, denn Menschen mit Depressionen sind ohnehin eher nachtaktiv. Sich dann am nächsten Tag nicht hinlegen zu dürfen, ist zwar anstrengend, erhöht aber den Schlafdruck für die folgende Nacht. Dies ist ein ganz wichtiger Effekt der Wachtherapie. Denn ohne Schlafdruck fällt uns das Einschlafen schwer. Wir können deshalb nur gut schlafen, wenn wir müde sind. Wer 36 Stunden am Stück wach war, schläft sofort ein – und der Körper lernt: Oh, ich kann ja doch schlafen! Dass die Wachtherapie die Symptome bei Depressionen verbessert, haben bereits viele Studien bewiesen. Wer nicht die ganze Nacht durchmachen will, kann eine abgeschwächte Variante wählen, die »partieller Schlafentzug« heißt. Dafür muss man nur eine halbe Nacht wach bleiben. Man legt sich wie gewohnt zum Beispiel gegen 23 Uhr ins Bett, steht aber um zwei Uhr wieder auf und bleibt bis zum nächsten Abend um 23 Uhr wach. Auch ein partieller Schlafentzug unterdrückt wirksam die Traumschlafphasen, weil diese eher in den frühen Morgenstunden stattfinden. So gut Schlafentzug wirkt: Er ist bei Depressionen nicht die Hauptmaßnahme. Psychotherapie, Antidepressiva oder beides zusammen sollten bei der Behandlung an erster Stelle stehen. Die Wachtherapie einmal pro Woche kann dann eine effektive Ergänzung sein. Bei einem stationären Aufenthalt in einer Klinik findet manchmal ein organisierter Schlafentzug in Form einer Gruppentherapie statt. Dann bleiben alle gemeinsam wach und machen die Nacht zum Tag, indem sie draußen spazieren gehen oder Spiele spielen. Mit Disziplin und Willenskraft kann man den Schlafentzug auch allein zu Hause ausprobieren, wenn man Depressionen hat. Keine Angst, dabei kann man eigentlich nichts falsch machen. Lediglich Menschen, die zu epileptischen Anfällen neigen oder eine Suchterkrankung haben, rate ich streng davon ab. Sie sollten sich nur nach Rücksprache mit ihrem Arzt oder ihrer Ärztin auf Schlafentzug begeben. Wer abgesehen von der Depression gesund, ist, kann mit der Wachtherapie aber nicht viel falsch machen, wenn es bei einer Nacht pro Woche bleibt. Allerdings sollte man am nächsten Tag aufs Autofahren verzichten: Die Reaktionsfähigkeit ist nach einer durchgemachten Nacht so eingeschränkt, als hätte man Alkohol getrunken.

4. Teil:
Schlafhelfer – wirksam oder nicht?

Im letzten Kapitel dieses Ratgebers geht es um Schlafhelfer, die uns zu einer besseren Nachtruhe verhelfen sollen. Was bringen pflanzliche Schlafmittel, Gewichtsdecken und Düfte wirklich? So viel kann ich schon verraten: Nicht alle Produkte aus der Werbung sind in der Nacht wirklich nützlich. In diesem Teil können Sie herausfinden, was für Sie infrage kommen könnte, um Ihren Schlaf zu verbessern, und wovon Sie besser die Finger lassen sollten.

87. Meditation, Progressive Muskelentspannung & Co. – was bringen Entspannungstechniken für den Schlaf?

Entspannungstechniken werden häufig unterschätzt. Doch sie helfen ungemein, den Schlaf zu verbessern. Denn das Hauptproblem von Menschen, die unter Schlaflosigkeit leiden, besteht darin, dass sie sich nicht entspannen können. Am wirkungsvollsten sind Techniken, die das abendliche Grübeln unterbrechen. Im Zusammenhang mit Einschlafstörungen ist die Progressive Muskelentspannung nach Jacobson am besten untersucht. Es ist wissenschaftlich bewiesen, dass sie sehr gut hilft. Und das Beste: Die Technik ist von allen am leichtesten zu erlernen.

Der US-amerikanische Arzt Edmund Jacobson gilt als Begründer der Progressiven Muskelentspannung. Ihm soll 1929 aufgefallen sein, dass sich bei Stress der Muskeltonus erhöht.[85] Seine Idee: Lernt man, die Muskeln bewusst zu entspannen, verringern sich umgekehrt Unruhe und Angst. Während es früher eine Weile dauerte, sich Jacobsons Technik anzueignen, gibt es heute zahlreiche Videos im Internet, mit denen sich vereinfachte Versionen in kurzer Zeit lernen lassen. Bei allen geht es darum, bestimmte Muskelpartien im Körper zuerst gezielt anzuspannen, um sie dann bewusst wieder zu lockern. Je mehr Muskeln sich lösen, desto stärker wirkt die Entspannung auf den ganzen Körper. Blutdruck und Puls sinken messbar – und das sind beste Voraussetzungen, um friedlich und schnell einzuschlummern. Kurze Versionen der Progressiven Muskelentspannung, die sich im Internet finden lassen, dauern weniger als zehn Minuten, längere etwa eine Dreiviertelstunde. Viele Neulinge probieren zuerst die Kurzversion aus und wundern sich dann, dass es nicht funktioniert. Ein bisschen Geduld braucht es aber! Denn bevor Sie in der Lage sind, sich binnen weniger Minuten zu entspannen, müssen Sie zuerst die lange Version geübt haben, um ein positives Ergebnis zu erzielen. Die Kurzversion ist für Fortgeschrittene gedacht. Neben der Progressiven Muskelentspannung nach Jacobson empfehle ich meinen Patienten außerdem die sogenannte Body-Scan-Übung von Jon Kabat-Zinn. Der emeritierte US-amerikanische Professor war entscheidend daran beteiligt, das Thema Achtsamkeit und Meditation in der westlichen Welt zu verbreiten. Sein Konzept wurde in den 1980er-Jahren modern, ist aber heute noch beliebt.[86] Die Body-Scan-Meditation, die sich dem ganzen Körper widmet, ist seine wohl bekannteste Entspannungstechnik. Gedanklich wird von Kopf bis Fuß sorgfältig in den Körper hineingefühlt. Dieses innere Scannen soll die Verbindung zwischen Körper und Geist verbessern, Stress abbauen und für tiefe Entspannung sorgen. Verschiedene Videoanleitungen, mit denen Sie die Body-Scan-Technik von Kabat-Zinn lernen können, finden Sie auf YouTube.

Auch Atemübungen können helfen, den Schlaf zu verbessern. Es gibt dazu verschiedene Methoden. Zum Beispiel zählt man beim Einatmen durch die Nase langsam bis sieben. Dann zählt man bis vier, während man den Atem anhält, und beim Ausatmen bis elf. Sieben, vier, elf – dass dieser Rhythmus entspannend wirkt, ist wissenschaftlich bewiesen. Wichtig ist bei jeder Atemübung, die entspannen soll, länger aus- als einzuatmen. Das aktiviert den Vagusnerv. Der längste der zwölf Hirnnerven reguliert den parasympathischen Teil des Nervensystems, der dafür sorgt, dass Körpersignale wie Puls und Atmung langsamer werden. Ein aktivierter Vagusnerv steht für inneren Ausgleich und ist mit tiefer Entspannung verbunden.

Die Zen-Meditation, auch Zazen genannt, beruhigt ebenfalls vor dem Einschlafen. Es gibt viele verschiedene Arten zu meditieren. Für welche Sie sich entscheiden, ist eigentlich egal – suchen Sie sich einfach die aus, die sich für Sie am besten anfühlt. Es gibt zahlreiche Angebote, sowohl digital als auch als Kurse. Wichtig ist nur, eine Meditationsart richtig gut zu erlernen, wenn die Technik den Schlaf verbessern soll. Ziel bei allen Meditationen ist es, die Gedanken loszulassen. Denn wir denken die ganze Zeit! Sogar, wenn wir die Augen schließen und schlafen wollen. Haften wir beim Einschlafen an unseren Gedanken und Sorgen, geraten wir ins Grübeln – das ist das Hauptproblem bei vielen Schlafstörungen, wie ich Ihnen in diesem Buch gezeigt habe. Wer meditieren kann, nimmt Gedanken lediglich wahr, lässt sie aber wie Wolken am Himmel einfach vorbeiziehen, ohne sie zu analysieren oder zu bewerten. Das hat eine tiefe Entspannung zur Folge, eine Gedankenlosigkeit im positiven Sinne.

Damit Entspannungstechniken den Schlaf wirklich verbessern, sollten sie direkt vor dem Einschlafen zum Einsatz kommen. Sie sind noch nicht überzeugt? Das ist kein Hokuspokus: Entspannungstechniken sind ein wichtiger Bestandteil der kognitiven Verhaltenstherapie bei Schlafstörungen und sind als wirksame Maßnahmen in den Behandlungsleitlinien für Ärztinnen und Ärzte aufgeführt.

88. Hilft Cannabis bei Schlafproblemen?

Vor dem Schlafengehen einen Joint rauchen, um besser schlummern zu können? Tun Sie das lieber nicht. Zwar macht Cannabis durchaus müde, wirkt entspannend und leicht euphorisierend. Es mag auch manche Menschen gedanklich loslassen und so besser einschlafen lassen. Wissenschaftliche Beweise, dass Haschisch gegen Schlafstörungen hilft, gibt es aber nicht. Entsprechend ist Cannabis, egal ob in Tropfen- oder Tütenform, kein zugelassenes Mittel zur Behandlung einer Insomnie. Weder in den deutschen noch in den europäischen Leitlinien von 2023 hat der Wirkstoff aus der Hanfpflanze, Cannabidiol oder kurz CBD genannt, einen Platz gefunden. Das bedeutet, dass Cannabis von der Wissenschaft keine schlaffördernde Wirkung zugeschrieben wird. Cannabispräparate, die frei verkäuflich sind, haben zudem eine sehr niedrige Dosierung und wirken daher nicht als Schlafmittel. Doch das Marketing für CBD-Produkte ist sehr aggressiv, und viele Menschen glauben an die Wirkung. Die Werbung vermittelt ihnen den Eindruck, Cannabis sei ein Allheilmittel, das bei Gesundheitsstörungen aller Art helfen kann. Was viele vergessen: dass die Reaktion auf Cannabis ganz unterschiedlich sein kann. Manche, die es regelmäßig rauchen, sind happy damit und haben keinerlei Nebenwirkungen. Das sind meist dieselben, die behaupten, Marihuana sei harmlos. Von meiner Arbeit in der psychiatrischen Notaufnahme kann ich aber anderes berichten. Von jungen Menschen zum Beispiel, die von Cannabis eine drogeninduzierte Psychose bekamen. Die Betroffenen hörten Stimmen oder sahen Dinge, die gar nicht da sind. Produkte aus der Hanfpflanze gegen Schlafstörungen einzusetzen, kann ich als Ärztin also nicht empfehlen, und ich rate Ihnen nachdrücklich, die Finger davon zu lassen.

89. Was ist Schlaf-Autosuggestion?

Wörtlich übersetzt bedeutet der Begriff Autosuggestion so viel wie »Selbstbeeinflussung«. Es geht bei der Autosuggestion schlicht darum, das Unbewusste zu trainieren, an etwas zu glauben. Das soll den Grundstein für eine Veränderung zum Positiven hin legen. Autosuggestion kann uns helfen, in allen Lebensbereichen positiv zu denken. Zum Beispiel, indem Sie sich immer wieder sagen: Meine Arbeit macht mir Spaß. Ich freue mich darauf, Neues zu lernen. Es geht mir gesundheitlich jeden Tag besser. Ich mache gern Sport. Ich schaffe das.

Die Autosuggestion ist ein sehr mächtiges Werkzeug. Mit ihrer Hilfe können Sie viel bewegen und verändern, auch Ihren Schlaf. Schlaf-Autosuggestion bedeutet nichts anderes, als dass Sie sich selbst einreden, gut zu schlafen. Zum Beispiel, indem Sie sich laut sagen: »Ich werde heute Abend sehr gut einschlafen.« Das klingt allerdings einfacher, als es tatsächlich ist. Denn Sie müssen von dem, was Sie sagen, absolut überzeugt sein. Nur dann kann die Autosuggestion erfolgreich sein. Probieren Sie es einmal aus, Sie können nicht viel falsch machen!

Autosuggestion ist kein Humbug, sondern ein probates Mittel aus der Psychotherapie. Das Ziel dabei ist, Ihr Denken mit Ihrem Fühlen zu synchronisieren, also Absicht und Emotion in Einklang zu bringen. Autosuggestion ist einerseits eine Frage der Übung, andererseits muss man optimistisch sein, damit sie funktioniert. Wenn Sie offen für diese Methode sind, um besser einzuschlafen, können Sie sich die Technik selbst beibringen. Versuchen Sie einfach immer wieder, Ihre Gedanken und Gefühle miteinander zu synchronisieren, indem Sie sich sagen: »Ich werde heute gut schlafen und morgen nach dem Aufwachen sehr erholt sein.« Schließen Sie dabei die Augen und stellen Sie sich vor, wie Sie friedlich schlummernd im Bett liegen. Fühlen Sie regelrecht, wie entspannend das sein wird, und spüren Sie auch die pure Erholung am nächsten Morgen nach dem Aufwachen. Je öfter Sie das üben, desto besser werden Sie darin, sich eine erholsame Nacht und den Morgen danach vorzustellen. Und desto leichter werden Sie Ihr Unbewusstes davon überzeugen, dass Sie tatsächlich gut schlafen werden. Mithilfe der Autosuggestion können Sie Ihre Gefühle bezüglich eines Themas »umprogrammieren«. Wer sich zum Beispiel immer wieder sagt, dass er glücklich ist, wird das auch irgendwann fühlen. Das zugehörige Gefühl kommt quasi von allein, wenn das Unbewusste einmal vom Gesagten überzeugt ist. Die Kraft, Dinge per Autosuggestion zu ändern, trägt jeder von uns in sich, das versichere ich Ihnen. Es hängt ganz allein von Ihnen ab, sie zu nutzen.

90. Was bringen Düfte, Gewichtsdecken & Co.?

Die Industrie hat längst erkannt, dass viele Menschen schlecht schlafen. Deshalb werden unzählige Produkte auf den Markt geworfen, die uns schneller ins Traumland befördern sollen. Nicht alle sind wirksam und empfehlenswert. Ich persönlich finde beispielsweise Düfte sinnvoll, die beim Einschlafen helfen sollen. Die sogenannte Aromatherapie mit ätherischen Ölen aus Lavendel, Zedernholz, Eukalyptus oder Bergamotte soll eine entspannte Einschlafatmosphäre schaffen und beruhigend wirken. Dahinter steckt das Prinzip der Konditionierung. Wir können uns so konditionieren, dass wir besser einschlafen, sobald wir einen bestimmten Duft riechen. Es muss sich dabei nicht um Lavendel handeln, dem eine beruhigende Wirkung nachgesagt wird. Suchen Sie sich einfach einen Duft aus, der Ihnen gefällt und bei dem Sie sich wohlfühlen, und üben Sie tagsüber damit. Setzen Sie sich bequem hin, schließen Sie die Augen und riechen Sie den Duft, bis Sie spürbar entspannen. Wenn Sie das immer wieder üben, werden Sie irgendwann entspannen und loslassen können, sobald Sie nur diesen Duft riechen. Dann stellen Sie diesen Duft auf den Nachttisch neben Ihrem Bett, sodass Sie ihn beim Einschlafen riechen. Sie werden sehen: Das Entspannen im Bett fällt mit dem vertrauten Geruch in der Nase schon viel leichter – und das ist eine wichtige Voraussetzung, um einzuschlafen. Wählen Sie aber bitte keinen Duft, den Sie als anregend empfinden – es muss schon einer sein, der eher beruhigend wirkt. Diesen Duft machen Sie dann wie beschrieben zu Ihrem positiven Trigger für angenehme Gefühle und innere Ruhe.

Ebenfalls hilfreich sind für viele Menschen Gewichtsdecken. Sie wiegen sechs bis zehn Kilo und sind damit deutlich schwerer als eine normale Bettdecke. Sie wirken beruhigend, weil sie das Gefühl von Geborgenheit und Sicherheit verstärken und die Bewegungsmöglichkeiten im Bett etwas einschränken. Gewichtsdecken sind eine tolle Erfindung! Sie vermitteln einem das Gefühl, dass das Bett ein sicherer Ort ist – eine wichtige Voraussetzung für guten Schlaf. Auch bei Kindern mit ADHS oder motorischen Störungen setzen diese Decken Grenzen und wirken beruhigend. Man muss allerdings aufpassen, dass man darunter nicht zu sehr schwitzt.

Einfach aber wirkungsvoll sind auch Schlafmasken aus Stoff, die man über die Augen zieht, um absolute Dunkelheit zu schaffen. Die ist wichtig, damit der Körper das Schlafhormon Melatonin produzieren kann, vor allem, wenn das Schlafzimmer nicht komplett verdunkelt werden kann. Ich habe immer eine Schlaf-maske dabei, vor allem auf Zugfahrten oder Langstreckenflügen.

Ein warmes Wannenbad ist ebenfalls ein gutes Einschlafmit-tel. Aber der Energie- und Wasserverbrauch dafür ist natürlich enorm, sodass wir das vielleicht nicht allzu häufig als Einschlaf-hilfe benutzen sollten. Wer Energie und Wasser sparen möchte, kann einfach dicke Socken anziehen: Nur mit warmen Füßen kön-nen wir gut einschlafen.

Lustig und interessant finde ich diese Schlafroboter, die es jetzt gibt. Man kann sie wie einen Partner umarmen und dann einen »Herzschlag« und einen »Atemrhythmus« spüren, was beruhi-gend wirkt.

Hilfreich könnte auch ein sogenanntes Lichtmetronom sein. Es gibt mit Lichtwechseln einen Atemrhythmus vor, wie er auch bei einer Atemmeditation erforderlich ist. Die Atemmeditation, die aus dem Yoga stammt, ist eine sehr bekannte und klassische Me-thode, um zu entspannen. Wer ein Lichtmetronom zum Einschla-fen ausprobieren möchte, sollte darauf achten, das Licht nicht zu hell auszuwählen, sonst ist das eher kontraproduktiv. Es sollte so ähnlich wie Kerzenlicht sein und ohne Blaulicht, weil das die Me-latoninproduktion im Körper unterdrückt.

Soundmaschinen, die einen mit sogenanntem weißen Rau-schen ins Traumland befördern sollen, können ebenfalls beruhi-gend wirken. Sie produzieren Geräusche mit einer Frequenz von 50 Hertz, die in der Natur sehr verbreitet ist: Meeresrauschen, das Rascheln der Blätter im Wald oder Vogelgezwitscher. Die White-Noise-Generatoren sind zwar wie die Lichtmetronome keine Tools zur Behandlung von Schlafstörungen, sie können aber helfen, sich zu entspannen. Und das kann das Einschlafen erleichtern.

Manche Menschen hören auch Podcasts oder Hörbücher, um sich beim Einschlafen von ihren Gedanken und Sorgen abzulenken. Am Ende ist es Geschmackssache, was einen am besten zur Ruhe kommen lässt. Probieren Sie aus, was Ihnen gefällt und guttut.

91. Hilft ein Schlaftagebuch?

Ich bitte alle meine Patientinnen und Patienten, ein Schlaftagebuch zu führen. Dabei handelt es sich um ein Protokoll, das Sie ohne großen Aufwand erstellen können und das die Basis für die Behandlung einer jeden Schlafstörung bildet. Die Betroffenen notieren mindestens eine Woche lang täglich, wann sie zu Bett gegangen sind, wie lange sie ungefähr zum Einschlafen gebraucht haben, wie viele Stunden sie geschlafen haben, wie oft sie in der Nacht wach wurden und wie frisch sie sich am nächsten Morgen fühlten. Denn das ist bei jedem Menschen unterschiedlich und manchmal sogar jede Nacht anders. Ich erhalte mit dem Schlaftagebuch einen personalisierten Schlaf-Wach-Plan. Nur anhand der Angaben darin kann ich sinnvolle Tipps geben, welche Gewohnheiten meine Patientinnen und Patienten ändern sollten. Ein Schlaftagebuch ist ein Muss bei der Behandlung von Schlafstörungen, das ist international anerkannt und steht auch in den Behandlungsleitlinien für Insomnie. Auch für die Betroffenen ist es hilfreich, wenn sie sich ihren Schlaf-Wach-Rhythmus einmal vor Augen führen. Ich bringe ihnen dann in der Therapie bei, wie sie ihre Schlafprotokolle und ihr Schlaftagebuch selbstständig auswerten können. Sie lernen dann, was sie anhand ihrer Aufzeichnungen tun können, um schneller ein- und besser durchzuschlafen. Für das Protokoll muss man sich jeweils abends und morgens kurz Zeit nehmen. Die Standardfragen am Abend lauten zum Beispiel: Haben Sie heute tagsüber geschlafen? Wenn ja, wie lange? Haben Sie ein Schlafmittel zur Nacht eingenommen? Wenn ja, welches? Haben Sie heute Abend Alkohol getrunken? Wie ist Ihre Stimmung vor dem Zubettgehen? Wie müde sind Sie? Am nächsten Morgen geht es dann um die vergangene Nacht: Wann haben Sie das Licht ausgemacht? Wie lange haben Sie gefühlt zum Einschlafen gebraucht und wie viele Minuten ungefähr wach gelegen? Wann sind Sie aufgewacht und wann endgültig aufgestanden? Wie erholsam war Ihr Schlaf und wie ist Ihre Stimmung beim Aufstehen?

Die sogenannte Schlafeffizienz ergibt sich dann aus der Schlafzeit x 100 geteilt durch die Bettliegezeit, jeweils in Minuten. Eine Schlafeffizienz von 100 Prozent bedeutet, dass eine Person eingeschlafen ist, sobald sie sich ins Bett gelegt hat, und direkt nach dem Aufwachen aufgestanden ist. Einen kleinen Haken hat das Schlaftagebuch allerdings, genauso wie alle anderen Maßnahmen, die den Schlaf verbessern sollen: Es führt dazu, dass Menschen, die sich ohnehin schon ständig Sorgen um ihren Schlaf machen, sich noch mehr mit dem Thema beschäftigen und mitunter vielleicht unter Druck setzen, endlich gut zu schlafen. Eine Fokussierung auf den Schlaf ist allerdings der schlimmste Feind der erholsamen Nachtruhe. Es ist nötig, aber nicht so einfach, sich beim Einschlafen davon zu lösen; dafür gibt es kein Patentrezept. Wer unter Schlafstörungen leidet, sollte jedoch versuchen, seine Gedanken zu »entkatastrophisieren«. Menschen mit Insomnie katastrophisieren viel, das heißt, sie rechnen ständig mit dem Schlimmsten. Wenn sie nachts wach liegen, geraten sie in eine negative Gedankenspirale, die mit Angst verbunden ist: Angst, am nächsten Tag wieder müde und erschöpft zu sein. Angst, wegen der Müdigkeit ihren Alltagsverpflichtungen nicht nachkommen zu können oder wegen der Schlafstörung verrückt zu werden. Selbst da wieder herauszukommen, ist schwierig. Es ist daher Teil der kognitiven Verhaltenstherapie gegen Schlafstörungen, diese Fokussierung auf den Schlaf abzuschwächen.

92. Welche Schlafmittel sind hilfreich – oder sollte man grundsätzlich auf sie verzichten?

Es gibt zahlreiche Schlafmittel, doch nicht alle sind für jeden Menschen gleichermaßen gut geeignet. Es kommt immer darauf an, ob eine leichte, mittelgradige oder schwere Insomnie vorliegt. Ausgehend von den Leitlinien, an denen sich Ärztinnen und Ärzte bei der Behandlung von Schlafstörungen orientieren, sind die sogenannten Z-Substanzen hilfreich (siehe auch Kapitel 80): Zolpidem, Zopiclon und Zaleplon heißen die Wirkstoffe, die in Deutschland seit Anfang der 1990er-Jahre zugelassen sind. Sie sind ein bisschen schwächer als die klassischen Beruhigungsmittel, die zu den Benzodiazepinen gehören, etwa das bekannte Valium oder der Wirkstoff Lorazepam. Weil Benzodiazepine abhängig machen, verschreibe ich diese nur in Ausnahmefällen, wenn kurzzeitig eine starke Beruhigung notwendig ist wie bei Schockzuständen oder in akuter Trauer. Bei den Z-Substanzen ist die Suchtgefahr geringer als bei den Benzodiazepinen, und sie sind gut verträglich, deshalb kann man sie eine Zeit lang guten Gewissens einnehmen. Doch auch Zolpidem, Zopiclon und Zaleplon sollten nur unter ärztlicher Kontrolle, in der kleinsten möglichen Dosis und vorübergehend eingenommen werden – maximal einen Monat lang für drei Tage pro Woche. Zur Langzeitbehandlung sind sie nicht geeignet, und keinesfalls darf es zur Gewohnheit werden, diese Mittel zum Einschlafen zu nehmen. Wer glaubt, bereits von Z-Substanzen abhängig zu sein, sollte unbedingt ärztlichen Rat einholen.

In den Apotheken gibt es auch »Schlafmittel« zu kaufen, die ohne Rezept erhältlich sind. Dabei handelt es sich um Antihistaminika (siehe Kapitel 80), die auch gegen Allergien zum Einsatz kommen. Die Behandlungsleitlinien sagen jedoch klar und deutlich, dass Antihistaminika bei einer chronischen Schlafstörung nicht zu empfehlen sind, weil sie auch tagsüber sehr müde machen. Weitere Nebenwirkungen sind Mundtrockenheit, Verstopfung und Gedächtnisstörungen. Ich rate dringend davon ab, Medikamente, welche die Symptome von Allergien bekämpfen, gegen Schlafstörungen einzunehmen.

Grundsätzlich ist an dieser Stelle noch einmal zu betonen: Schlafmittel sollten niemals die Lösung für eine Schlafstörung sein. Denn sie beheben nicht die Ursache des Problems. Die wirksamste Behandlung bei Insomnie ist immer noch die kognitive Verhaltenstherapie. Guten Erfolg habe ich bei meinen Patientinnen und Patienten aber auch mit sehr niedrig dosierten Antidepressiva, die sedierend wirken. Ich verordne sie bei Insomnie als Tropfen in der minimalen Dosierung – zehnfach geringer als wenn ich damit Depressionen behandeln würde. Weil Antidepressiva nicht abhängig machen, können sie anders als die Z-Substanzen auch längerfristig verordnet werden. Da sie aber auch mögliche Nebenwirkungen haben, sollten alle drei Monate die Leberwerte und die Herzfunktion überprüft werden. Seit wenigen Jahren ist in Deutschland ein neues Medikament gegen Schlafstörungen zugelassen, der Wirkstoff heißt Daridorexant. Er ist verschreibungspflichtig, wird als Tablette eine halbe Stunde vor dem Zubettgehen eingenommen und unterdrückt das wach machende Orexin-System im Gehirn. Weil Daridorexant nicht abhängig macht und die Nebenwirkungen überschaubar sind, wird das Mittel in Zukunft sicher häufiger verschrieben werden. Allerdings ebenfalls nur vorübergehend – länger als für drei Monate darf es nur in Ausnahmefällen verordnet werden. Egal, welches Mittel ich gegen Schlafstörungen verschreibe: Ich muss dabei immer beachten, welche Medikamente die Patientinnen und Patienten darüber hinaus einnehmen, um unerwünschte Wechselwirkungen zu vermeiden. Schlafmittel sind grundsätzlich nur eine vorübergehende Lösung. Langfristig gesehen sollte jeder Betroffene ohne sie auszukommen.

93. Ist Melatonin eine Alternative zu echten Schlafmitteln?

Kapseln, Tropfen, Spray oder Gummibärchen – Produkte, die das Schlafhormon Melatonin enthalten, gibt es reichlich. Künstlich zugeführtes Melatonin soll den Spiegel des Schlafhormons im Körper erhöhen und damit Einschlafen fördern. Eine Alternative zu »echten« Schlafmitteln wie den Z-Substanzen ist es allerdings nicht, denn Melatonin ist nicht geeignet, um eine chronische Schlafstörung wirksam zu behandeln. Davon ausgenommen sind nur Personen über 55 Jahre, deren Schlaf-Wach-Rhythmus gestört ist, weil sie zum Beispiel im Schichtdienst arbeiten. Auch bei Menschen, die blind sind, kann die Gabe von Melatonin hilfreich sein, weil sie kein Tageslicht wahrnehmen und deshalb selbst zu wenig Melatonin produzieren. Verschreibungspflichtige Medikamente, die das Schlafhormon enthalten, gibt es dann in Form von

Tabletten oder Spray. Die Nebenwirkungen sind überschaubar: In Einzelfällen kann Melatonin auch tagsüber müde machen, und manche Menschen neigen zu Albträumen, wenn sie das Schlafhormon für längere Zeit einnehmen. Wer Melatonin nicht verschrieben bekommt, es aber trotzdem ausprobieren will, sollte auf die Dosis achten: Rezeptfreie Präparate aus der Apotheke sind meist zu niedrig dosiert, als dass sie wirken könnten. Manche schwören auf Milch vor dem Schlafengehen, um den Körper mit genug Melatonin zu versorgen. Doch das bringt nichts: Um auf die wirksame Dosis zu kommen, müsste man rund 25 Gläser Milch trinken. Hilfreicher könnten Nahrungsergänzungsmittel sein, die die Aminosäure Tryptophan enthalten. Der Körper kann sie als Baustein nutzen, um Melatonin herzustellen. Sofern die Dosis stimmt, eignet sich Tryptophan tatsächlich als Einschlafhilfe, wenn man es zwei Stunden vor dem Schlafengehen nimmt. Andere Nahrungsergänzungsmittel, die zum Beispiel Magnesium, Vitamin D und Vitamin B enthalten, sollen laut Hersteller ebenfalls das Einschlafen fördern. Um echte Schlafmittel handelt es sich dabei allerdings nicht. Die Vitamine und der Mineralstoff unterstützen zwar die körpereigene Melatoninproduktion, sie als Nahrungsergänzungsmittel einzunehmen ist aber nur sinnvoll, wenn ein Melatoninmangel besteht. Wissen Sie übrigens, warum einem alles so düster erscheint, wenn man nachts zwischen drei und vier Uhr zur Wolfsstunde wach wird? Weil der Melatoninspiegel dann natürlicherweise am höchsten ist. Der Körper bildet das Schlafhormon aus dem Glückshormon Serotonin, sodass davon zur Wolfsstunde nur noch besonders wenig im Blut zirkuliert. Wer wach wird, wenn der Melatoninspiegel am höchsten ist, befindet sich aufgrund des Mangels an Glückshormonen in einem Stimmungstief.

94. Helfen pflanzliche Mittel beim Einschlafen?

Lavendeltee, Melissentabletten, Baldriantropfen, Hopfendragees, Kapseln mit Passionsblume oder Johanniskraut – pflanzliche Mittel, die gegen Schlafstörungen helfen sollen, gibt es reichlich. Sie sind in Drogerien und Apotheken erhältlich und werden gern konsumiert. Denn wann immer etwas pflanzlich ist, dann klingt es gesund, natürlich und harmlos. Tatsache ist, dass die Präparate nur bei sehr leichten Schlafstörungen helfen. Bei schweren wird man damit nicht weiterkommen. Das gilt für Omas Melissentee ebenso wie für exotischere Pflanzenstoffe – zum Beispiel Pulver aus der indischen Schlafbeere Ashwagandha oder Kava-Kava-Extrakt aus den Wurzeln des Rauschpfeffers, der aus Polynesien stammt.[87] Pflanzliche Arzneimittel dürfen allerdings nicht unterschätzt werden – auch sie können Neben- und Wechselwirkungen haben. Wer zum Beispiel länger Johanniskraut nimmt, sollte regelmäßig seine Leberwerte kontrollieren lassen. Zudem macht Johanniskraut die Haut lichtempfindlich, man bekommt also schneller einen Sonnenbrand.

95. Sollte ich die Snooze-Taste des Weckers benutzen?

Die Lerchen unter Ihnen können dieses Kapitel überspringen und getrost zur nächsten Frage übergehen, denn sie kennen die folgende Situation vermutlich nicht. Nachteulen hingegen dürfte das bekannt vorkommen: Es ist früh am Morgen, der Handyalarm oder das Weckerklingeln reißt einen aus dem Schlaf. Gefühlt viel zu früh, doch dann hat man die Wahl – ausschalten und aufstehen oder lieber »schlummern« drücken? Die Schlummer- oder Snooze-Funktion des Smartphones ist für die Morgenmuffel unter uns ein Segen. Noch zehn Minuten liegen bleiben, einmal noch umdrehen, ganz kurz wieder eindösen … Und all das ohne die Gefahr zu verschlafen, weil der Alarm ja in zehn Minuten erneut losgeht – genial! Zehn Minuten später beginnt das Spiel von vorn: Die Snooze-Taste ist schnell gedrückt und schenkt uns weitere Minuten im Bett. So kann das im Schlafzimmer lange weitergehen. Eine halbe, vielleicht sogar eine Stunde oder noch später nach dem ersten Weckton stehen Sie schließlich mühsam auf. Doch ist dieses verführerische Snoozen gesund? So richtig erholsam sind die zehn geschenkten Minuten Schlaf schließlich nicht.

Ich finde, die Schlummertaste ist eine gute Erfindung. Vor allem bei jüngeren Menschen, die etwas länger brauchen zum Wachwerden, und bei allen, die dazu neigen zu verschlafen, ist die Snooze-Funktion eine nützliche Sache. Wer Frühaufsteher ist und beim ersten Alarm hellwach aus dem Bett springt oder sogar vor dem Wecker wach wird, braucht die Schlummertaste natürlich nicht. Für viele andere ist sie aber hilfreich, um stressfrei aufzuwachen und sanft in den Tag zu starten. Gegen ein- oder zweimaliges Snoozen habe ich deshalb überhaupt nichts einzuwenden. Es wäre allerdings gut, zwischen den Alarmen nicht wieder in tiefen Schlaf zu fallen, sondern schon mal darüber nachzudenken, was an dem gerade startenden Tag alles so ansteht. Dass Snoozen nicht schadet, sondern für manche sogar gut ist, belegt auch eine im Herbst 2023 erschienene Studie im Fachmagazin *Journal of sleep research*.[88] Das schwedisch-australische Forscherteam befragte mehr als 1700 Menschen nach ihren Schlafgewohnheiten und stellte fest, dass Snoozen gerade bei Jüngeren und Nachtmenschen beliebt ist. 31 Morgenmuffel untersuchte die Gruppe anschließend im Schlaflabor genauer. Es zeigte sich, dass die kognitive Leistung nach 30 Minuten Snoozen nicht beeinträchtigt oder sogar besser war als nach abruptem Aufstehen. Das Dösen führte im Schnitt auch nur zu sechs Minuten weniger Schlaf. Eine andere Möglichkeit, langsam aufzuwachen, bieten uns die Lichtwecker. Sie erhellen den Raum ein paar Minuten, bevor der Alarm losgeht, und ziehen uns so sanft aus dem Land der Träume.

Welche Methode Ihnen mehr zusagt – Snooze-Taste, Lichtwecker oder beides – sollten Sie selbst ausprobieren, um Ihren Tag angenehm zu starten.

96. Was hilft gegen Schlafstörungen bei Kindern und Teenagern?

Schon als Kind war Tim eher später aktiv. Er war bereits im Kindergartenalter ein Morgenmuffel und ihn um 19 Uhr ins Bett zu bringen, war für seine Eltern eine Herausforderung. Als der Junge in die Pubertät kam, verschob sich sein Schlafrhythmus dann deutlich. Erst um Mitternacht konnte er einschlafen, und als es Zeit wurde, sich für die Schule fertig zu machen, kam er kaum aus dem Bett. Die Snooze-Funktion seines Smartphones nutzte er ausgiebig, oft verschlief er trotzdem. Weil er nachts zu wenig Schlaf bekam, das Schlafbedürfnis bei Jugendlichen aber noch recht hoch ist, war Tim tagsüber oft müde und konnte sich im Unterricht nicht konzentrieren. Seine Noten wurden immer schlechter. Weil er nach der Schule so müde war, legte er sich nachmittags hin und

schlief oft zwei, drei Stunden am Stück. Das machte das Ein-
schlafen abends noch schwieriger – und sein Schlaf-Wach-
Rhythmus geriet mit der Zeit komplett durcheinander.

Tim war kein Patient von mir, aber seine Schlafprobleme treten
bei Jugendlichen in seinem Alter häufiger auf. Bei fast allen ver-
schiebt sich in der Pubertät aufgrund der hormonellen Umstellung und des Reifeprozesses des Gehirns der Schlaf-Wach-Rhythmus. Haben Sie auch so einen Teenager zu Hause? Dann sollten
Sie versuchen, dessen Rhythmus wieder etwas in die normale Spur
zu lenken, damit die schulischen Leistungen nicht zu sehr unter
dem Schlafmangel leiden. Dafür empfehle ich erstmal morgens
nach dem Aufwachen eine 20-minütige Lichtdusche mit einer Tageslichtlampe. Außerdem ist wichtig, ein gutes Einschlafritual zu
finden. Tim zum Beispiel hing bis spät in die Nacht hinein vor
seinem Computer – dessen Blaulicht sicherlich die Melatoninproduktion störte und das Einschlafen noch erschwerte (siehe
dazu auch Kapitel 13). Besser wäre, abends zu lesen oder Musik zu hören, falls man das pubertierende Kind davon überzeugen kann. Wer auf die Computerspiele nicht verzichten will, sollte
einen Bildschirm mit Blaulichtfilter nutzen oder abends am Rech-
ner eine Blaulichtfilterbrille tragen. Außerdem sollte der Schlafrhythmus langsam, aber konsequent vorverlegt werden, indem
der Teenager jede Woche eine halbe Stunde früher ins Bett geht.
Das ist ein bisschen so, als wenn er sich im Urlaub an eine neue
Zeitzone anpassen muss – das ist nicht einfach, letztendlich aber
eine Frage der Gewöhnung.

Jüngere Kinder können ebenfalls Schlafstörungen bekommen – bis zu 40 Prozent sollen betroffen sein.[89] Das Risiko ist größer, wenn sie lange im Elternbett schlafen (siehe auch Kapitel 52).
Oft sind die Schlafprobleme aber harmlos und bestehen nur vor-

übergehend. Manche Kinder haben etwa nachts Albträume oder Angst vor der Dunkelheit, andere schlafwandeln (siehe Kapitel 84) oder haben noch im Schulalter mit Bettnässen zu kämpfen. Es ist wichtig, länger andauernde Schlafprobleme bei Kindern nicht einfach hinzunehmen, sondern etwas dagegen zu unternehmen. Denn im Kindesalter ist ein regelmäßiger Schlafrhythmus für die Entwicklung unerlässlich. Oft verbessert sich der Schlaf aber schon deutlich, wenn ein paar Gewohnheiten geändert werden und besser auf Schlafhygiene geachtet wird. Bei kleinen Kindern beispielsweise sind Einschlafrituale Pflicht, etwa das Vorlesen einer Geschichte, das Gutenachtküsschen oder das Kuscheltier. Diese Rituale sollten sich jeden Abend in der gleichen Reihenfolge wiederholen, am besten immer zur selben Uhrzeit. Bei Kindern, die nicht im eigenen Bett schlafen wollen (siehe Kapitel 52), brauchen Eltern Ausdauer. Bei jenen, die Angst vor Dunkelheit haben, reicht vielleicht ein Steckdosenlicht, damit es im Zimmer etwas heller ist. Wenn Kinder im Bett liegend abends nach den Eltern rufen, sollten diese beruhigend antworten und dem Nachwuchs das Gefühl geben, dass immer jemand da ist. Es ist wichtig, dass Kinder Zuversicht entwickeln, dass ihr Bett ein sicherer Ort ist, an dem sie sich geborgen fühlen dürfen.

Bettnässen ist oft eine Reaktion auf Stress, sofern keine körperliche Ursache vorliegt. Häufig nässen etwa Kinder ein, deren Eltern tagsüber viel streiten. Sind organische Gründe wie eine Blasenschwäche ausgeschlossen, gilt es also, sich darüber Gedanken zu machen, was das Kind seelisch belasten könnte.

Kindern mit Autismus und ADHS können Melatoninpräparate beim Einschlafen helfen. Die Mittel verschreibt der Kinderarzt oder die Kinderärztin.

Schlafwandeln hört oft mit der Pubertät auf und bedarf in der Kindheit meist keiner weiteren Maßnahmen. Eltern sollten Schlafprobleme ihrer Kinder also ernst nehmen und gegebenenfalls in der Kinderarztpraxis um Rat fragen, das Thema aber auch nicht übermäßig dramatisieren. Oft ist es tatsächlich »nur eine Phase«.

97. Welche fünf Tipps helfen mir, garantiert besser zu schlafen?

Eine ganze Menge Tipps und Ratschläge haben Sie auf den letzten Seiten bereits gefunden. An dieser Stelle fasse ich die fünf wichtigsten Voraussetzungen für guten Schlaf noch einmal zusammen.

- Regel Nummer 1: Achten Sie auf eine eher kühle Schlafzimmertemperatur. Bei 16 °C bis 18 °C schläft es sich am besten.
- Regel Nummer 2: Sorgen Sie für Dunkelheit in Ihrem Schlafzimmer – mit blickdichten Rollos, Jalousien oder Fensterläden.
- Regel Nummer 3: Schaffen Sie in Ihrem Schlafzimmer eine für Sie angenehme Atmosphäre, in der Sie sich wohlfühlen und entspannen können. Dazu gehört ein gemütliches Bett mit passender Matratze, bequemen Kissen und einer Bettdecke, unter der Sie sich sicher und geborgen fühlen. Verbannen Sie den Fernseher aus Ihrem Schlafzimmer, und auch Ihr Schreibtisch hat dort nichts zu suchen.
- Regel Nummer 4: Kontrollieren Sie auf keinen Fall die Uhrzeit, wenn Sie nachts aufwachen. Niemals. Wirklich nie.
- Regel Nummer 5: Verzichten Sie im Bett aufs Denken.

98. Wie funktioniert eine Schlaftherapie?

Eine Schlaftherapie heißt in der Fachsprache »kognitive Verhaltenstherapie für Insomnie«. Sie setzt sich aus vier bis sechs Beratungsterminen zusammen, die jeweils eine Dreiviertelstunde dauern und etwa einmal in der Woche oder alle zehn Tage stattfinden. Zur Therapie gehört, dass die Patientinnen und Patienten ein Schlaftagebuch führen, indem sie jeden Tag kurz aufschreiben, wann sie zu Bett gegangen sind, ob sie vorher Alkohol getrunken oder Schlaftabletten genommen haben, wie oft sie in der Nacht aufgewacht sind, wie müde sie sich morgens gefühlt haben und so weiter (siehe Kapitel 91). Es handelt sich um etwa 20 Fragen, von denen die eine Hälfte morgens und die andere Hälfte abends zu beantworten ist. Aus dem Schlafprotokoll erstellen wir Schlafmediziner dann ein individuelles Schlafprofil, das zeigt, wie viel Schlaf jemand braucht, ob sich die Bettliegezeiten optimieren lassen oder wann jemand am besten ins Bett gehen und aufstehen sollte. Wir geben den Menschen in der Schlaftherapie Tipps, was sie tun können, um schneller einzuschlafen, und was sie lassen sollten, wenn sie nachts aufwachen. Sie lernen außerdem Entspannungstechniken, die das Einschlafen beschleunigen, und Maßnahmen, die den Schlaf erholsamer machen. Wir sprechen bei den Beratungsterminen auch über falsche Überzeugungen und korrigieren diese. Zum Beispiel meinen viele, dass sie unbedingt acht Stunden gut schlafen müssen, um tagsüber leistungsfähig zu sein. Das stimmt nicht und setzt die Betroffenen noch mehr unter Druck, was für ihren Schlaf nicht förderlich ist. Ein wichtiger Bestandteil der kognitiven Verhaltenstherapie ist zudem das konsequente Verkürzen der Bettliegezeiten, das bei vielen Betroffenen nötig und hilfreich ist. In der Regel schlafen die Menschen nach der Schlaftherapie schneller ein, besser durch und insgesamt effektiver. Dass die kognitive Verhaltenstherapie wirkt, ist wissenschaftlich bewiesen. Sie steht deshalb auch als erste und wichtigste Behandlungsmaßnahme in den Behandlungsleitlinien für Insomnie, der häufigsten Schlafstörung, und gilt international. Für die Gespräche bevorzuge ich Einzelsitzungen, es gibt aber auch Gruppentherapien. Eine Schlaftherapie ist für alle Menschen geeignet, die unter Insomnie leiden. Wer denkt, dass sie helfen könnte, kann sich zunächst an eine Hausarztpraxis wenden. Die Therapie selbst sollte dann bei einem Schlafmediziner oder einer Schlafmedizinerin stattfinden. Dabei handelt es sich um auf Schlaf spezialisierte Fachärzte für Psychiatrie und Psychotherapie oder für psychosomatische Medizin, psychologische und ärztliche Psychotherapeuten oder Fachärzte für Kinder- und Jugendpsychiatrie. Am Ende einer Schlaftherapie verfügen die Patientinnen und Patienten über einen Werkzeugkoffer, in dem lauter Fertigkeiten stecken, die den Schlaf verbessern. Entspannungstechniken, Atem- und Visualisierungsübungen, mit denen sie besser einschlafen können zum Beispiel. Die Werkzeuge können sie bei Bedarf immer wieder rausholen und anwenden, wenn sie nicht gut schlafen können, egal, wo sie sind. Oft bemerken die Betroffenen schon nach der ersten Sitzung eine Verbesserung. Denn der erste Termin ist der allgemeinen Schlafhygiene gewidmet – es geht um die Temperatur im Schlafzimmer, um Licht und Dunkelheit oder das Abendessen. Ab der zweiten Sitzung, wenn das Schlafprotokoll vorliegt, geht es individuell weiter, weil auf Basis des Schlaftagebuchs Verbesserungsmöglichkeiten erarbeitet werden. Im Rahmen einer Schlaftherapie wird auch ein Blutbild gemacht, um einen Nährstoffmangel oder organische Ursachen für die Schlafprobleme wie etwa Schilddrüsenfunktionsstörungen auszuschließen.

99. Was kann ich tun, wenn gar nichts hilft, um erholsamer zu schlafen?

Wenn Sie bis hierhin gelesen sowie alle Tipps beherzigt haben und dennoch nicht schlafen können, dann sollten Sie darüber nachdenken, sich in einem Schlaflabor untersuchen zu lassen. Dort wird man der Ursache für Ihre Schlaflosigkeit wahrscheinlich auf den Grund gehen können.

Mir ist der schwierige Fall eines Kollegen bekannt. Die Patientin berichtete, seit vielen Jahren nicht geschlafen zu haben. Sie setzte alle Hebel in Bewegung, konsultierte verschiedene Spezialisten und reiste auch ins Ausland, um sich untersuchen und beraten zu lassen. Sie hatte bereits eine Schlaftherapie hinter sich, sämtliche Schlafhygienemaßnahmen getroffen, die es zu treffen gibt, doch nichts davon hatte geholfen. Zuerst dachte mein Kollege, bei dem sie sich behandeln ließ, sie schliefe vielleicht tagsüber. Doch das Aktometer, das er ihr mitgab, bewies, dass sie den ganzen Tag wach war. Schließlich verbrachte sie sechs Nächte in seinem Schlaflabor – viel mehr als die meisten Patientinnen und Patienten. Dort stellte sich heraus, dass die Frau keinen Tiefschlaf hatte, sondern tatsächlich nur oberflächlich schlief. Für sie fühlte sich das an, als würde sie überhaupt nicht schlafen oder nur dösen. Mein Kollege stellte diesen sehr seltenen Fall auf einem Kongress vor – als extreme Ausnahme, die vermutlich genetisch bedingt war. Ich weiß nicht, wie und ob er der Patientin am Ende helfen konnte. Aber fest steht, dass sie eine absolute Ausnahme war.

Die allermeisten Schlafstörungen sind gut behandelbar. Viele schon mit einfachen Maßnahmen, andere mit einer Schlaftherapie und etwas mehr Geduld und Einsatz. Aber es gibt eine Vielzahl von Möglichkeiten, um den Schlaf zu verbessern und die Nächte wieder erholsam zu machen. Ich bin optimistisch, dass Ihnen das in Zukunft gelingt – schlafen Sie gut!

Dank

Ich bedanke mich bei Christine Proske von Ariadne-Buch für ihre Unterstützung – es war großartig, so eine hochprofessionelle Literaturagentin zu haben! Bei meiner Co-Autorin Sina Horsthemke bedanke ich mich für ihre präzise und kreative Zusammenarbeit – wir haben uns so gut ergänzt!

Meine größte Inspiration sind jedoch meine Patientinnen und Patienten, mit denen ich täglich im Austausch stehe. Von ihnen lerne ich ständig dazu und sie treiben mich an, die Geheimnisse der menschlichen Psyche immer wieder aufs Neue zu erkunden und meine Erkenntnisse mit ihnen zu teilen.

Prof. Dr. med. Kneginja Richter

Weiterlesen

Bücher

Prof. Dr. Kneginja Richter: *Schlafen Sie gut!*, Trias, Stuttgart 2015.
Dr. Albrecht Vorster: *Warum wir schlafen*, Heyne, München 2019.
Prof. Dr. Matthew Walker: *Das große Buch vom Schlaf*, Goldmann, München 2018.
Dr. Hans-Günter Weeß: *Schlaf wirkt Wunder*, Droemer, München 2018.

Online

CuraMed Tagesklinik Nürnberg für Psychosomatische Medizin, Psychiatrie, Psychotherapie und Schlafmedizin: www.curamed-tagesklinik-nuernberg.de
Deutsche Gesellschaft für Schlafforschung und Schlafmedizin e. V.: www.dgsm.de
Schlafberatung Online: www.schlafberatung-online.de

Anmerkungen

1 Max-Planck-Institut für Psychiatrie: »Schlafstörungen«,
   www.psych.mpg.de/848223/schlaf, Abruf vom 08.03.2024

2 Robert Koch-Institut: »Häufigkeit und Verteilung
   von Schlafproblemen und Insomnie in der deutschen
   Erwachsenenbevölkerung«, https://edoc.rki.de/handle/176904/1502,
   Abruf vom 08.03.2024

3 GFZA: »Bruxismus: Zähneknirschen und Kieferpressen«,
   www.gzfa.de/diagnostik-therapie/bruxismus-
   zaehneknirschen/#:~:text=Unter%20Bruxismus%20versteht%20
   man%20die,als%20Schlaf%2D%20und%20als%20Wachbruxismus.,
   Abruf vom 08.03.2024

4 Andreas Strom (Hrsg.): »Gesundheitsreport 2017«, Beiträge
   zur Gesundheitsökonomie und Versorgungsforschung
   (Band 16), www.dak.de/dak/download/pressemeldung-
   gesundheitsreport-2017–2108942.pdf, Abruf vom 08.03.2024

5 Blume, Christine et al.: »Effects of the COVID-19 lockdown on
   human sleep and rest-activity rhythms«, Current Biology, 2020.

6 Sers, Svenja et al.: »Insights on physical behavior while working
   from home: An ecological momentary assessment study«,
   Scandinavian Journal of Medicine & Science in Sports, 2023.

7 Spiegel, Simone Kaiser: »Schlaflos in Cornwall«, www.spiegel.de/
   spiegelwissen/a-660643.html, Abruf vom 08.03.2024

8 Ravi Nath et al.: »The Jellyfish Cassiopea Exhibits a Sleep-like State«,
   Current Biology, 2017.

9 Deutschlandfunk: »Warum Schlafmangel tödlich sein kann«,
   www.deutschlandfunk.de/studie-mit-fruchtfliegen-warum-
   schlafmangel-toedlich-sein-100.html, Abruf vom 08.03.2024

10 Vorster, Albrecht: »Warum wir schlafen«, Heyne, 2019.

11 Business Insider: »Jeff Bezos erklärt, wie viele Stunden er täglich schläft – und wann er seine produktivsten Meetings abhält«, https://www.businessinsider.de/leben/selbstoptimierung/produktivitaet-jeff-bezos-erklaert-warum-ausreichend-schlaf-so-wichtig-ist-r12/#:~:text=Der%20Wirtschafts%2D%20und%20Finanznachrichtensender%20CNBC,eine%20Routine%20für%20sich%20entwickelt., Abruf vom 08.03.2024

12 Business Insider: »Bill Gates dachte früher, Schlaf sei unnötig – und wetteiferte mit Kollegen darum, wer weniger schlafen konnte«, www.businessinsider.de/leben/international-panorama/bill-gates-dachte-frueher-schlafen-sei-faul-und-unnoetig/#:~:text=Bill%20Gates%20habe%20die%20Nacht%20durchgearbeitet&text=Ich%20wusste%2C%20dass%20ich%20nicht,Schlaf%20pro%20Nacht%20zu%20bekommen., Abruf vom 08.03.2024

13 Sleep Review: »On which continents do residents sleep the longest? Shortest?«, 2019, https://sleepreviewmag.com/sleep-treatments/behavioral-sleep-medicine/on-which-continents-do-residents-sleep-the-longest-shortest/, Abruf vom 11.04.2024

14 Rifkin, Daniel et al.: »Climate Change and sleep: A systematic review of the literature and conceptual framework«, Sleep Medicine Reviews, 2018.

15 Obradovich, Nick et al.: »Nighttime temperature and human sleep loss in a changing climate«, Science Advances, 2017.

16 Minor Kelton et al.: »Rising temperatures erode human sleep globally«, One Earth, 2022.

17 Sleep Foundation: »Polyphasic Sleep Schedule«, www.sleepfoundation.org/how-sleep-works/polyphasic-sleep, Abruf vom 08.03.2024

18 Deutschlandfunk: »Mehrmals kurz schlafen – eher kontraproduktiv«, www.deutschlandfunknova.de/beitrag/polyphasischer-schlaf-uebersichtsstudie-findet-keine-hinweise-darauf-dass-er-produktivitaetssteigernd-ist, Abruf vom 08.03.2024

19 Schlarb, Angelika et al.: »Die Bedeutung von Schlaf und Schlafstörungen für Lernen und Gedächtnis bei Kindern – ein Überblick«, Lernen und Lernstörungen, 2012, https://econtent.hogrefe.com/doi/10.1024/2235-0977/a000025, Abruf vom 11.04.2024

20 Bloomberg, Mikaela et al.: »Joint associations of physical activity and sleep duration with cognitive ageing: longitudinal analysis of an English cohort study«, The Lancet Healthy Longevity, 2023.

21 Fox, Henrik et al.: »Positionspapier ›Schlafmedizin in der Kardiologie‹, Update 2021«, https://leitlinien.dgk.org/files/2021_positionspapier_schlafmedizin_druck_ow.pdf, Abruf vom 08.03.2024

22 Newsroom: »American Heart Association adds sleep to cardiovascular health checklist«, https://newsroom.heart.org/news/american-heart-association-adds-sleep-to-cardiovascular-health-checklist, Abruf vom 08.03.2024

23 Zulley, Jürgen und Knab, Barbara: »Chronobiologische Schlafforschung: der Beginn im Andechser Bunker«, Somnologie, 2015.

24 Blankenfeld, Merle: »Warum wir häufig zwischen 3 und 4 Uhr nachts aufwachen«, GEO, www.geo.de/wissen/gesundheit/wolfsstunde--deshalb-wachen-wir-nachts-um-3-uhr-haeufig-auf-31822898.html, Abruf vom 08.03.2024

25 AOK: »Gut schlafen in der Schwangerschaft«, www.aok.de/pk/magazin/familie/schwangerschaft/welche-schlafposition-die-nachtruhe-in-der-schwangerschaft-foerdert/#:~:text=Im%20ersten%20Schwangerschaftsdrittel%20berichteten%2044,Verlauf%20sind%20also%20weit%20verbreitet., Abruf vom 10.03.2024

26 Deutsche ApothekerZeitung: »Eisen beim Restless-Legs-Syndrom«, www.deutsche-apotheker-zeitung.de/daz-az/2010/daz-5-2010/eisen-beim-restless-legs-syndrom, Abruf vom 10.03.2024

27 Psylex: »Worüber denkt das schlafende Gehirn nach?«, https://psylex.de/worueber-denkt-das-schlafende-gehirn-nach/, Abruf vom 10.03.2024

28 Universitätsklinikum Freiburg: »Duftstoffe verbessern Lernen im Schlaf«, www.uniklinik-freiburg.de/presse/publikationen/im-fokus/2020/duftstoffe-verbessern-lernen-im-schlaf.html, Abruf vom 10.03.2024

29 Universität Wien: »Verhaltensbiologie: Frauen schlafen besser ohne Mann«, https://medienportal.univie.ac.at/media/aktuelle-pressemeldungen/detailansicht/artikel/verhaltensbiologie-frauen-schlafen-besser-ohne-mann/, Abruf vom 10.03.2024

30 Walch, Olivia et al.: »A global quantification of normal sleep schedules using smartphone data«, Science Advances, 2016.

31 Z. B.: Wang, Chuangshi et al.: »Association of estimated slpee duration and naps with mortality and cardiovascular events: a study of 116.632 people from 21 countries«, European Heart Journal, 2019.

32 Bundeszentrale für gesundheitliche Aufklärung: »Stress und Stressbewältigung«, https://leitbegriffe.bzga.de/alphabetisches-verzeichnis/stress-und-stressbewaeltigung/#:~:text=Gemäß%20 dem%20Transaktionalen%20Stressmodell%20(Lazarus,jede%20 Situation%20einen%20Stressor%20darstellen., Abruf vom 24.03.2024

33 Leibniz-Institut für Resilienzforschung: »Die meisten Menschen sind resilient«, https://lir-mainz.de/news/psychische-reaktionen-auf-die-covid-19-pandemie-sind-vielfaeltig-die-meisten-menschen-sind-resilient#:~:text=Dies%20unterstreicht%2C%20dass%20Res ilienz%20kein,20%2C8%20Prozent)%20gefunden., Abruf vom 24.03.2024

34 Congying Chu et al.: »Total Sleep Deprivation Increases Brain Age Prediction Reversibly in Multisite Samples of Young Healthy Adults«, Journal of Neuroscience, 2023.

35 Mann, Caroline, et al.: »Schlafstörungen in der Dermatologie – eine Übersicht«, Journal der Deutschen Dermatologischen Gesellschaft, 2023.

36 Tyrrell, Patrick et al.: »Kubler-Ross Stages of Dying and Subsequent Models of Grief«, StatPearls Publishing, 2024.

37 Science: »Indigene Menschen träumen anders«, https://science.apa. at/power-search/5754228962175629439, Abruf vom 11.03.2024

38 Schwartz, Sophie et al.: »Enhancing imagery rehearsal therapy for nightmares with targeted memory reactivation«, Current biology, 2022.

39 Ärzte Zeitung: »Weniger Social Media verbesserte in Studie die psychische Gesundheit«, www.aerztezeitung.de/Panorama/Weniger-Social-Media-verbessert-die-psychische-Gesundheit-445563.html, Abruf vom 11.03.2024

40 Neurologen und Psychiater im Netz: »Was ist eine Bipolare Erkrankung?«, www.neurologen-und-psychiater-im-netz. org/psychiatrie-psychosomatik-psychotherapie/stoerungen-erkrankungen/bipolare-erkrankungen/, Abruf vom 11.03.2024

41 WHO: »More Active People for a Healthier World – Global Action Plan on Physical Activity 2018–2030«, https://iris.who.int/bitstream/handle/10665/272722/9789241514187-eng.pdf?isAllowed=y&sequence=1, Abruf vom 11.03.2024

42 Statista: »Durchschnittliche tägliche Fernsehdauer in Deutschland nach Altersgruppen in den Jahren 2022 und 2023«, https://de.statista.com/statistik/daten/studie/152389/umfrage/durchschnittliche-fernsehdauer-pro-tag/, Abruf vom 11.03.2024

43 Alimoradi, Zainab et al.: »Binge-Watching and Mental Health Problems: A Systematic Review and Meta-Analysis«, International Journal of environmental research and public health, 2022.

44 Johanna Katzera: »Die Geschichte von den zwei Wölfen«, https://einfachachtsam.de/geschichte-zwei-woelfe/, Abruf vom 11.03.2024

45 WHO: »Beim Alkoholkonsum gibt es keine gesundheitlich unbedenkliche Menge«, www.who.int/europe/de/news/item/28-12-2022-no-level-of-alcohol-consumption-is-safe-for-our-health, Abruf vom 11.03.2024

46 Amboss: »Alkohol (Intoxination und Abhängigkeit)«, www.amboss.com/de/wissen/alkohol-intoxikation-und-abhangigkeit/, Abruf vom 11.03.2024

47 Schwab, Richard: »Schnarchen«, https://www.msdmanuals.com/de-de/heim/störungen-der-hirn-,-rückenmarks-und-nervenfunktion/schlafstörungen/schnarchen#:~:text=Etwa%2057%20Prozent%20der%20Männer,schnarchender%20Menschen%20nur%20geschätzt%20werden., Abruf vom 11.03.2024

48 Müller, Thomas: »Je lauter das Schnarchen, desto müder am Tag«, www.aerztezeitung.de/Medizin/Je-lauter-das-Schnarchen-desto-mueder-am-Tag-268964.html, Abruf vom 11.03.2024

49 Business Insider Deutschland: »Gutenachtkuss oder getrennte Betten? Umfrage zeigt, aus welchen Gründen Paare in unterschiedlichen Betten schlafen«, https://www.businessinsider.de/leben/das-sind-die-gruende-warum-viele-paare-in-getrennten-betten-schlafen/#:~:text=Die%20Studie%2C%20für%20die%20über,Paare%20leben%20gar%20nicht%20zusammen., Abruf vom 11.03.2024

50 Springer Pflege: »Schichtarbeit: Krebsgefahr durch Nachtdienste?«, www.springerpflege.de/schichtdienst/onkologie/schichtarbeit--krebsgefahr-durch-nachtdienste-/15357480, und Yuan, Xia et al.:

»Night Shift Work Increases the Risk of Multiple Primary Cancers in Women«, Cancer Epidemiology, Biomarkers & Prevention, 2018.

51 Gesunde Arbeit: »Brustkrebs als Berufskrankheit«, https:// www.gesundearbeit.at/cms/V02/V02_1.17.a/1342604788904/ arbeitnehmerinnenschutz/frauen/brustkrebs-als-berufskrankheit#:~:text=In%20Dänemark%20ist%20Brustkrebs%20 unter,mit%20der%20«Gesunden%20Arbeit«., Abruf vom 11.03.2024

52 Richter, Kneginja et al.: »Shiftwork and Alcohol Consumption: A Systematic Review of the Literature«, European addiction research, 2021.

53 AWMF online: »S2k-Leitlinie Gesundheitliche Aspekte und Gestaltung von Nacht- und Schichtarbeit«, 2020, https://register. awmf.org/de/leitlinien/detail/002-030, Abruf vom 11.04.2024

54 Wichert, Katharina et al.: »Polymorphisms in genes of melatonin biosynthesis and signaling support the light-at-night hypothesis for breast cancer«, European Journal of Epidemiology, 2023.

55 Acker, Jens et al.: »Obstructive sleep apnea (OSA) and clinical depression – prevalence in a sleep center«, Sleep Breathing Physiology and Disorders, 2017.

56 Neurologen und Psychiater im Netz: »Burnout-Syndrom: Anzeichen und Burnout-Erleben«, www.neurologen-und-psychiater-im-netz.org/psychiatrie-psychosomatik-psychotherapie/stoerungen-erkrankungen/burnout-syndrom/anzeichen-/-burnout-erleben/, Abruf vom 11.03.2024

57 WHO: »Burn-out an occupational phenomenon«, www.who.int/ standards/classifications/frequently-asked-questions/burn-out-an-occupational-phenomenon, Abruf vom 11.03.2024

58 Neurologen und Psychiater im Netz: »Was ist eine Borderline-Persönlichkeitsstörung (BPS)?«, www.neurologen-und-psychiater-im-netz.org/psychiatrie-psychosomatik-psychotherapie/stoerungen-erkrankungen/borderline-stoerung/, Abruf vom 11.04.2024

59 Behavioral Research & Therapy Clinics: »Our Team«, https://depts. washington.edu/uwbrtc/our-team/marsha-linehan/, Abruf vom 11.04.2024

60 Melbeck, Hans-Henning: »Was ist EMDR?«, https://www2.medizin. uni-greifswald.de/medpsych/fileadmin/user_upload/Dokumente/ Veranstaltungen/Vortraege/vortrag_melbeck.pdf, Abruf vom 11.03.2024

61 Kaylie, David: »Pfeifen oder Summen im Ohr«, https://
www.msdmanuals.com/de-de/heim/hals-,-nasen-und-
ohrenerkrankungen/symptome-von-ohrenerkrankungen/
pfeifen-oder-summen-im-ohr#:~:text=(Tinnitus)&text=Es%20
handelt%20sich%20um%20ein,aller%20Personen%20kennen%20
derartige%20Ohrgeräusche., Abruf vom 11.03.2024

62 HNO-Ärzte im Netz: »Tinnitus – Einteilung der Schweregrade«,
www.hno-aerzte-im-netz.de/krankheiten/tinnitus/einteilung-der-
schweregrade.html, Abruf vom 11.03.2024

63 Bundesministerium für Gesundheit: »Aufmerksamkeitsdefizitsyndrom«,
www.bundesgesundheitsministerium.de/themen/praevention/
kindergesundheit/aufmerksamkeitsdefizitsyndrom#:~:text=Hinter
%20ADHS%20verbirgt%20sich%20eine,und%20an%20motorischer
%20Unruhe%20leiden., Abruf vom 11.03.2024

64 Bundesverband autismus Deutschland e. V.: »Elternratgeber
Autismus-Spektrum«, www.autismus.de/fileadmin/WAS_IST_
AUTISMUS/Broschueren/Elternratgeber_2023_final_1_.pdf,
Abruf vom 11.03.2024

65 Zimmerman, Mark: »Narzisstische Persönlichkeitsstörung«,
https://www.msdmanuals.com/de-de/heim/psychische-
gesundheitsstörungen/persönlichkeitsstörungen/narzisstische-
persönlichkeitsstörung-npd#:~:text=Schätzungen%20
darüber%2C%20wie%20häufig%20die,liegen%20auch%20
andere%20Störungen%20vor., Abruf vom 11.03.2024

66 Statista: »Konfrontation Erwachsener mit Mobbing und Cyber-
mobbing in Deutschland im Jahr 2021«, https://de.statista.com/
statistik/daten/studie/1244719/umfrage/mobbing-erfahrungen-unter-
erwachsenen/#:~:text=Etwa%2030%20Prozent%20der%20im,es%20
zirka%2026%20Prozent%20gewesen., Abruf vom 11.03.2024

67 Richter, Kneginja et al.: »Shiftwork and Alcohol Consumption: A
Systematic Review of the Literature«, European Addiction Research,
2021.

68 Richter, Kneginja et al.: »Reccomendations for the prevention of
breast cancer in shift workers«, EPMA Journal, 2011.

69 Gesunde Arbeit: »Brustkrebs als Berufskrankheit«, www.
gesundearbeit.at/cms/V02/V02_1.17.a/1342604788904/
arbeitnehmerinnenschutz/frauen/brustkrebs-als-berufskrankheit,
Abruf vom 11.03.2024

70 Richter, Kneginja et al.: »Prevention of fatigue and insomnia in shift workers – a review of non-pharmacological measures«, EPMA Journal, 2016.

71 Richter, Kneginja et al.: »Shiftwork and Alcohol Consumption: A Systematic Review of the Literature«, European Addiction Research, 2021.

72 Richter, Kneginja et al.: »Sleep quality and COVID-19 outcomes: the evidence-based lessons in the framework of predictive, preventive and personalised (3p) medicine«, EPMA Journal, 2021.

73 Robert Koch-Institut: »Long COVID«, https://www.rki.de/SharedDocs/FAQ/NCOV2019/FAQ_Liste_Gesundheitliche_Langzeitfolgen.html#:~:text=In%20den%20bisher%20vorliegenden%20bevölkerungsbasierten,2022, Abruf vom 12.03.2024

74 Julius-Maximilians-Universität Würzburg: »Long Covid: Auf der Suche nach den Auslösern«, www.med.uni-wuerzburg.de/aktuelles/meldungen/single/news/long-covid-auf-der-suche-nach-den-ausloesern/, Abruf vom 12.03.2024

75 Schulz-Hanke, Ines: »Typ-2-Diabetes – Ist Schichtarbeit ein Risikofaktor?«, www.thieme-connect.com/products/ejournals/abstract/10.1055/s-0034-1397829, Abruf vom 12.03.2024

76 Schwab, Richard: »Schnarchen«, https://www.msdmanuals.com/de-de/heim/störungen-der-hirn-,-rückenmarks-und-nervenfunktion/schlafstörungen/schnarchen#:~:text=Schnarchen%20ist%20weit%20verbreitet%20und,von%20Nacht%20zu%20Nacht%20unterschiedlich., Abruf vom 12.03.2024

77 HNO-Ärzte im Netz: »Schnarchen & Schlafapnoe – Definition und Häufigkeit«, www.hno-aerzte-im-netz.de/krankheiten/schnarchen-schlafapnoe/definition-und-haeufigkeit.html, Abruf vom 12.03.2024

78 Ärzteblatt: »Obstruktive Schlafapnoe – ein perioperativer Risikofaktor«, www.aerzteblatt.de/archiv/180625/Obstruktive-Schlafapnoe-ein-perioperativer-Risikofaktor, Abruf vom 12.03.2024

79 Müller, Thomas: »Je lauter das Schnarchen, desto müder am Tag«, www.aerztezeitung.de/Medizin/Je-lauter-das-Schnarchen-desto-mueder-am-Tag-268964.html, Abruf vom 12.03.2024

80 Khawaja, Imran et al.: »Sleep-Related Abnormal Sexual Behaviors (Sexsomnia) Successfully Treated With a Mandibular Advancement Devide: A Case Report«, Journal of Clinical Sleep Medicine, 2017.

81 Süddeutsche Zeitung: »Bewährungsstrafe für Ex-Staatsanwalt – Sexsomnia schließen wir aus«, www.sueddeutsche.de/panorama/urteil-missbrauch-ex-staatsanwalt-schlafwandler-1.6358926, Abruf vom 12.03.2024

82 Hohmann-Jeddi, Christina: »Wachtherapie für gute Stimmung«, www.pharmazeutische-zeitung.de/ausgabe-432013/wachtherapie-fuer-gute-stimmung/#, Abruf vom 12.03.2024

83 Deutsche Gesellschaft für Psychiatrie und Psychotherapie, Psychosomatik und Nervenheilkunde: »S3-Leitlinie/Nationale Versorgungsleitlinie Unipolare Depression«, 2017.

84 Dobmeier, Julia: »Winterdepression«, www.netdoktor.de/krankheiten/depression/winterdepression/, Abruf vom 12.03.2024

85 Neurologen und Psychiater im Netz: »Entspannungsverfahren: Progressive Muskelentspannung«, www.neurologen-und-psychiater-im-netz.org/psychiatrie-psychosomatik-psychotherapie/therapie/entspannungsverfahren/progressive-muskelentspannung/, Abruf vom 12.03.2024

86 Kabat-Zinn, Jon: »Gesund durch Meditation«, Knaur, München 2019.

87 Shane-McWhorter, Laura: »Ashwagandha (Schlafbeere)«, https://www.msdmanuals.com/de/heim/spezialthemen/nahrungsergänzungsmittel-und-vitamine/ashwagandha-schlafbeere, Abruf vom 12.03.2024

88 Sundelin, Tina et al.: »Is snoozing losing? Why intermittent morning alarms are used and how they affect sleep, cognition, cortisol and mood«, Journal of Sleep Research, 2023.

89 Neurologen und Psychiater im Netz: »Schlafstörungen im Kindes- und Jugendalter«, www.neurologen-und-psychiater-im-netz.org/kinder-jugendpsychiatrie-psychosomatik-und-psychotherapie/stoerungen-erkrankungen/schlafstoerungen/, Abruf vom 12.03.2024